어린이 알레르기를 이겨내는 101가지 지혜

대한 소아알레르기 호흡기학회 편

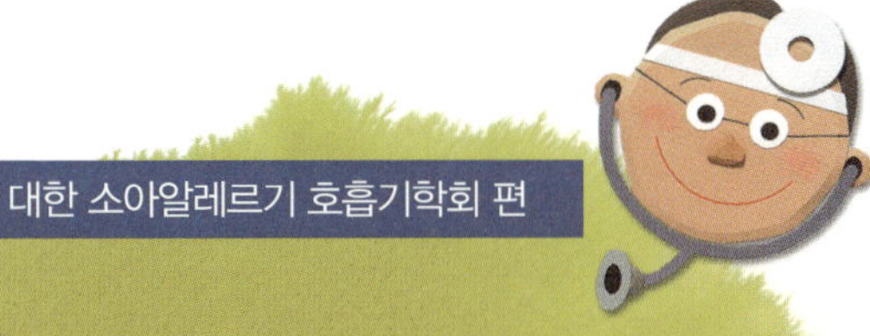

어린이 알레르기를 이겨내는 101가지 지혜

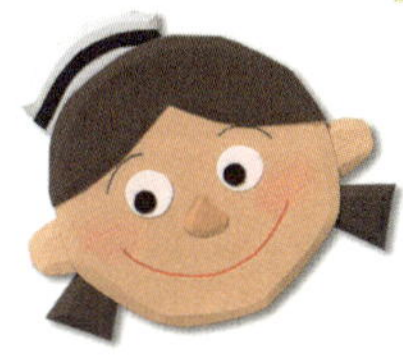

도서출판 小花

발간사

사회가 복잡해지면서 알레르기질환이 계속 늘어나는 추세입니다. 우리가 흔히 보는 알레르기질환에는 호흡기도에 생기는 소아천식과 알레르기성 비염, 피부에 생기는 아토피 피부염 또는 두드러기, 눈에 오는 알레르기성 결막염 그리고 음식물 알레르기 등이 있습니다.

이 알레르기성 질환들은 한 가지 원인에 의해 생기는 것이 아니고 다양한 원인에 의해 생기거나 악화될 수 있는 다인자성이며, 또한 한 번 생기면 쉽게 낫지 않는 만성질환이기 때문에 알레르기질환을 앓고 있는 아이들의 고통은 물론 가정에도 정신적·경제적 부담이 큰 것이 사실입니다.

알레르기질환은 조기에 올바로 진단하여 잘 관리하면 증상을 완화할 수도 있고 예방할 수도 있습니다. 그러기 위해서는 알레르기질환은 어떤 병이며 이 질환을 유발하거나 악화시키는 원인은 무엇이며 어떻게 아이들을 관리해야 하는지를 알아야 할 필요가 있습니다.

알레르기질환을 진단하기 위해서는 어떤 검사를 해야 하는지? 또한 무수히 많은 치료법 중에서 우리 아이에게 가장 적합한 것은 어떤 것인지? 약제의 사용 방법과 사용상의 주의점은 무엇인지? 부작용은 없는지? 이런 모든 사항을 부모님이나 아이를 돌보시는 분, 혹은 큰 아이들일 경우는 환자 자신이 자세히 알고 있어야 합니다. 모든 만성질환이 그렇듯이 알레르기질환 역시 약제 복용을 장기화해야 할 때가 많습니다. 의사가 진료실에서 환자가 신체 관리를 어떻게 해야 이 알레르기질환으로 인한 고통에서 헤어날 수 있는지를 모든 환자나 부모님에게 자세하게 설명하기란 실제로 거의 불가능합니다. 그리고 이제까지 이러한 어린이 알레르기질환에 관해 쉽게 참고할 만한 책이 별로 없었던 것이 현실입니다.

이에 대한 소아알레르기 호흡기학회 주관으로 어린이 알레르기질환에 관한 책을 펴내게 되었습니다. 이 책에서는 어린이 알레르기질환들에 관하여 부모님이나 또는 아이를 돌보는 분이 꼭 알아야 할 내용들을 되도록 알기 쉽게 문답식으로 정리하였습니다.

이 책이 알레르기질환으로 고생하는 많은 어린이에게 보탬이 되고 좋은 길잡이가 되기를 바라는 마음 간절합니다.

아울러 책의 공신력을 높이기 위하여 여러 석학이 함께 집필에 참여하고 의견을 주셨으나 여러 임상가의 견해와 모두 일치할 수 없으리라 생각합니다. 또한 의학의 발전으로 달라지는 내용들은 수정·보완해 나가겠습니다.

이 책이 나오기까지 헌신적인 노력을 아끼지 않으신 고영률 교수님을 비롯하여, 이혜란, 편복양, 정지태, 나영호, 김현희, 김창근 교수님 등 편집위원 여러분께 깊은 감사를 드립니다.

1999년 4월

대한 소아알레르기 호흡기학회장

한림대학교 의과대학 소아과 교수 윤혜선

환자가 의사에게 진찰을 받고 병명이 밝혀지면 치료를 받게 됩니다. 이렇게 말하면 의사에게 진료를 받는 일이 매우 간단해 보이지만 사실은 그렇지가 않습니다. 병을 치료하려면 먼저 확실한 진단이 이루어져야만 하는데 그렇지 못한 경우가 많기 때문입니다.

그러면 의사는 어떻게 환자를 치료할 수 있을까요?

사실 많은 병이 비슷한 증상을 나타내는 일이 많고 또 여러 가지 검사를 해보아도 진단이 확실하지 않은 경우가 많습니다. 특히 처음으로 병원을 찾은 환자는 의사가 그 환자를 오랫동안 관찰할 기회가 없었기 때문에 단 한 차례의 진찰만으로는 그가 앓는 병이 무엇인지 확실하게 알아내기가 쉽지 않습니다. 그런데 문제는 환자들이 의사에게 진찰을 받자마자 "지금 앓고 있는 병은 무엇입니까?", "어떤 치료를 받아야만 할까요?" 하고 물을 경우, 의사는 '치료 방침'이 서 있다고 하더라도 환자가 알기 쉽게 답변해 줄 수 없을 때가 많다는 겁니다.

의사가 어떤 검사를 하려고 할 때 환자는 그 검사가 왜 필요한지, 검사 결과는 어떻게 나왔는지, 또 그 결과는 무엇을 의미하는지 알고 싶어질 때도 많습니다.

이처럼 환자가 알고 싶은 것도 많고 의사가 설명해 주고 싶은 것도 많은데 이런 문제들이 잘 해결되지 못하는 이유는 무엇일까요? 첫째, 의사에게는 병에 대해서 충분히 설명해 줄 만한 시간이 없다는 점입니다. 우리나라의 진료 여건상 한 환자를 위해서 쓸 수 있는 시간이 선진 여러 나라처럼 많지는 않다는 점입니다. 둘째, 환자들은 의료 상식이 부족해서 아무리 자세히 설명해 주어도 정확하게 이해하는 일이 드물다는 사실입니다. 더구나 앞에서 말한 것처럼 의사가 병명을 확실히 모를 때 '치료 계획'을 설명하면 환자들이 이를 알아듣기가 어려워서 자칫하면 오해를 불러올 소지가 많습니다. 셋째, 환자가 어떤 사실을 물어볼 경우 환자의 입장에서 볼 때에는 처음으로 묻는 것이지만, 의사의 입장에서는 너무나 여러 번 같은 질문을 받기 때문에 아무래도 자세한 설명을 해줄 수가 없는 경우도 많습니다. 동일한 답변을 마치 녹음기처럼 답변을 하다 보면 지루하고 답답해서 답변이 짧아질 수밖에는 없는 것입니다.

이처럼 환자와 의사가 다 같이 답답해지는 상황을 해결할 수 있는 방법은 바로 '묻고 답하기' 방식의 설명서입니다. 의사가 환자들의 질문을 들어 보면 비슷한 것들이 많습니다. 또 의사가 설명해 주고 싶은 것들도 따지고 보면 그 종류가 그렇게 많은 것은 아닙니다. 그래서 환자의 질문들을 다양하게 수집하고 여기에 대해서 상세하게 설명한 것이 바로 이 책입니다.

따라서 이 책을 읽어 보시면 지금까지 궁금하게 여겼던 많은 의문이 눈 녹듯이 사라지리라고 확신합니다.

1999년 4월

대한소아과학회 이사장 연세대학교 의과대학 소아과 교수 이기영

차례

알레르기성 비염

아토피 피부염

음식물·약물 알레르기·두드러기

엄마가 꼭 알아야 할 의학상식

천식

Q1 천식은 어떤 병인가요?

천식은 잦은 기침과 쌕쌕거리는 숨소리 혹은 호흡곤란이 나타나는 만성적인 기관지염증 질환입니다. 다시 말해 한번 이 병이 생기면 오래가고 쉽게 낫지 않는, 어떤 의미에서는 고질적인 병입니다. 또한 천식은 증상이 반복되는 병입니다. 즉 천식 환자에게는 증상이 없는 시기와 증상이 있는 시기가 교대로 나타나는데, 증상이 없는 시기에는 전혀 고통이나 불편이 없는 상태로 지낼 수 있으나 증상이 나타나는 시기에는 기침이 심하고 쌕쌕거리는 숨을 쉬고 숨이 찬 증상으로 호흡곤란이 나타납니다. 이러한 증상들이 너무 심하거나 치료가 적절하지 못하면 병원 응급실을 찾아가야 할 때도 있으며, 자주 입원을 하게 되고 중환자실 치료가 요구되거나 드물지만 사망할 수도 있습니다. 그러므로 천식이라고 진단을 받게 되면 환자나 보호자는 이 병에 대해 잘 알고 알레르기 및 호흡기를 전문으로 하는 의사의 지침에 따라 최선의 치료를 받도록 해야 하며, 평소에 증상을 면밀히 관찰하여 이를 담당 의사에게 보고하며, 일상생활에서 주의해야 할 사항들을 잘 지키는 것이 중요합니다.

이것들을 구체적으로 요약하면 다음과 같습니다. 첫째, 먼저 환자와 부모 모두가 천식에 대한 올바른 이해를 갖는 것입니다. 천식에 대한 일반적인 내용과 치료에 대한 구체적인 내용을 담당 의사와 상의하고 이해하는 자세가 치료의 선결과제입니다. 여기에서 강조하고 싶은 것은 단시일 내에 천식을 완치하겠다는 성급한 생각은 절대 금물이라는 사실입니다. 환자와 부모, 그리고 의사 모두가 장기적으로 꾸준히 노력해야만 천식을 치료할 수 있습니다.

둘째, 천식과 관련되는 증상들을 꼼꼼히 관찰·기록하는 습관을 가져야 합니다. 예를 들어 일기나 가계부같이 만든 '천식일기'에 매일 나타나는 증상이나 약제의 사용, 주변 상황의 변화 등을 적고, 환자에 따라서는 '최대호기속도' 등을 기록하는 것입니다. 위와 같이 기록된 내용은 환자가 앞으로 치료약제를 어느 용량으로, 얼마나 오랫동안 사용해야 하는지에 관해 좋은 지침이 되는 것은 물론 천식이 심해지는 요인이 무엇인지 알아보려는 노력에 도움이 될 수 있으며 이에 따라 환경을 조절한다든지 천식이 심해지는 요인을 없앨 수 있는 좋은 자료가 될 수 있습니다.

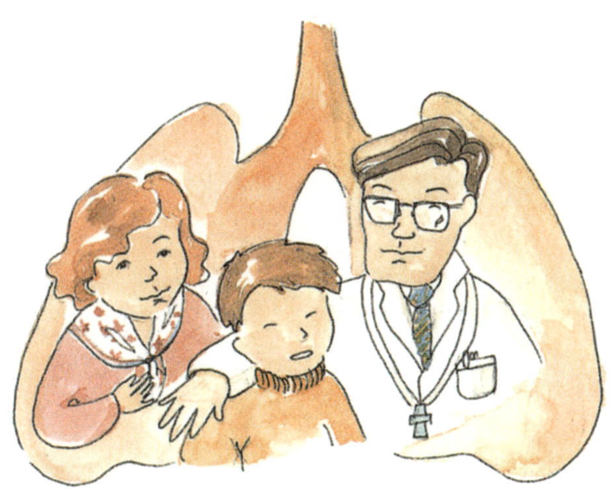

셋째, 실제 치료 과정에서 사용하는 약물요법에 관해서 어느 정도 지식이 있어야 합니다. 증상의 정도나 급성 또는 만성에 따라 차이가 있지만 치료의 요점은 약물의 적절한 사용에 있습니다. 요즘은 먹는 약 대신 가능하면 기관지에 직접 투여하는 소위 '흡입 약물'을 많이 사용하고 있습니다. 이 방법은 먹는 약보다 빠르고 확실한 효과를 거둘 수 있으며 부작용이 적다는 장점이 있지만, 사용 방법을 잘 익혀서 흡입해야 좋은 효과를 얻을 수 있습니다. 또한 환자의 증상 변화에 따라 담당 의사가 추천한 약물을 적절하게 사용할 수 있어야 합니다.

넷째, 천식과 밀접한 관계가 있는 생활환경을 바꾸는 환경 조절에 관한 것입니다. 즉 천식 환자의 주위 환경이 천식 증상을 나타나게 하거나 심하게 하는 경우, 이러한 환경을 바꾸고 개선하여 천식 발작을 줄이고 증상을 최소화할 수 있도록 하는 것입니다. 기관지천식과 관련이 있는 환경요인에는 여러 가지가 있습니다. 이 가운데에서 환자 개개인에 따라 천식을 악화시키는 요인이 무엇인지 주의 깊게 관찰하는 것이 중요하며, 이에 따라 생활환경을 바꾸는 환경 조절을 함으로써 천식을 예방하거나 치료할 수 있습니다.

Q2 천식은 어떻게 해서 생기나요?

　　　　천식은 한마디로 유전적 요인과 환경적 요인이 합쳐져서 생기는 병입니다. 즉 부모로부터 물려받은 체질(이것은 알레르기성 체질과 기관지 과민성 체질로 나눌 수 있음)과, 주위의 알레르기 원인물질이나 환경 요인들이 상호작용을 일으켜 나타납니다.

　천식을 이해하기 위해서는 먼저 '알레르기'라는 현상을 알아야 합니다. 왜냐하면 어린이 천식의 원인은 알레르기 반응에 의한 경우가 대부분이기 때문입니다. 우리 몸은 원래 외부로부터 침입해 오는 병균들을 막아내어 건강을 유지하는 기능을 가지고 있습니다. 이러한 방어 역할을 담당하는 것을 '면역계'라고 하는데, 어떤 사람에게는 이 면역계가 지나치게 반응하여 우리 몸에 해롭게 작용하는 수가 있습니다. 즉 알레르기 체질인 사람은 대부분의 사람에게 전혀 문제가 되지 않는 물질에 대해 면역계가 지나치게 반응을 하는데, 이 상태를 알레르기 또는 '아토피'라고 합니다. 이러한 상태는 부모에게 물려받아 태어날 때부터 가지고 있는 경우가 많기 때문에 흔히 '알레르기성 체질' 또는 '아토피성 체질'이라고 부릅니다. 한편 알레르기를 일으키는 외부 물질을 '알레르기 항원' 또는 '알레르기 원인물질'이라고 하는데, 이러한 알레르기 원인물질이 우리 몸에 들어

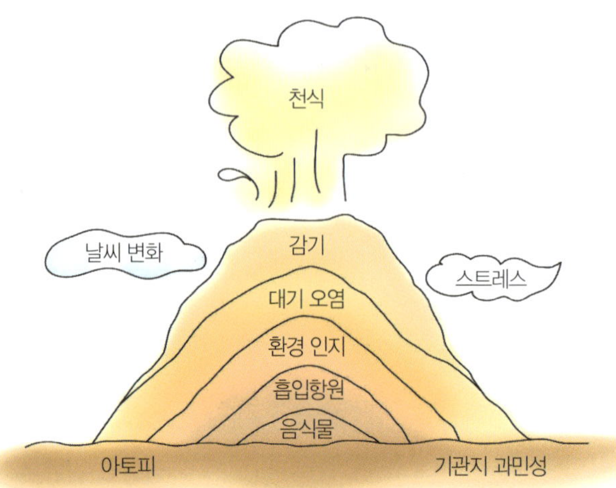

오면 알레르기성 체질이 있는 사람은 신체의 부위에 따라 기관지천식, 알레르기성 비염, 아토피 피부염, 알레르기성 결막염, 위장관 알레르기, 두드러기 등이 일어나는 것입니다.

기관지천식의 또 하나의 특징은 기관지가 예민한 상태, 즉 '기관지 과민성'입니다. 즉 대부분의 사람은 전혀 문제가 되지 않는 자극에 기관지가 비정상적으로 민감하게 반응하여 쉽게 좁아지는 성질입니다. 기관지가 비정상적으로 민감하다는 것은 보통 1이란 자극에 대해서는 1 정도만 반응을 보여야 하는데, 천식이 있는 환자의 기관지는 10배나 20배의 반응을 보이는 것입니다. 좀 더 쉽게 이야기하면 먼지에 대해서 보통 사람들은 재채기 몇 번 하고 끝내는 것을 천식이 있는 환자는 기관지가 좁아지기 때문에 발작적으로 계속 기침을 하고 기침이 심해지다 못해 숨까지 차게 되는 것이지요. 이와 같은 기관지 과민성은 부모한테 물려받아 태어날 때부터 가지고 있는 경우도 있으며, 여러 요인이 관련되어 살아가면서 생길 수도 있습니다.

　기관지천식은 이와 같이 알레르기 체질과 기관지 과민성이 있는 사람에게서 알레르기 원인물질이나 다른 여러 요인에 의해 기관지가 좁아지는 상태라고 말할 수 있습니다. 알레르기 원인물질 가운데 가장 문제가 되는 것은 집먼지진드기이며 이 밖에는 꽃가루, 곰팡이, 바퀴벌레, 동물의 털, 식품, 약물 등이 있으며, 알레르기가 아닌 다른 여러 요인으로서는 감기, 운동, 기후의 변화, 찬 음식, 찬 공기, 담배 연기, 공기 오염, 심한 냄새, 정신적 스트레스 같은 것들이 있습니다. 이와 같이 천식 환자는 기관지가 좁아지면 숨을 제대로 쉴 수 없게 되고 기침이 나오고 숨 쉴 때 쌕쌕거리는 소리를 내게 됩니다. 여기에 '천식염증'이 생겨서 기관지 내부가 부어오르고 가래가 나오면서 더욱 좁아지게 되며, 산소 공급이 잘 안 되어 숨이 차고 호흡은 점점 더 어려워지는 것입니다.

　어린이 기관지천식은 알레르기에 의한 경우가 많은 것이 사실이고, 그래서 천식이 있으면 '알레르기'라고 설명하는 수가 많지만 기관지천식이 반드시 알레르기에 의해서만 나타나는 것은 아닙니다. 알레르기에 대한 모든 검사를 해도 원인이 되는 물질이 나타나지 않는 경우를 내인성 천식이라고 부릅니다. 일반적으로 알레르기성 천식일 경우에는 집먼지진드기, 꽃가루, 동물의 털, 곰팡이 등이 문제가 되나 내인성 천식인 경우에는 감기와 같은 감염, 달리기와 같은 운동, 찬 공기, 담배 연기, 페인트 같은 심한 자극성 냄새 등에 의해 천식 증상이 자주 일어나는 특성이 있습니다. 이처럼 알레르기검사가 양성을 보여 원인의 일부가 규명되면 그래도 치료가 좀 쉬울 수 있으나, 모든 검사가 음성으로 나타나는 환자는 그 원인과 경로가 무엇인지 뚜렷이 알 수 없어 치료가 힘든 경우가 많습니다.

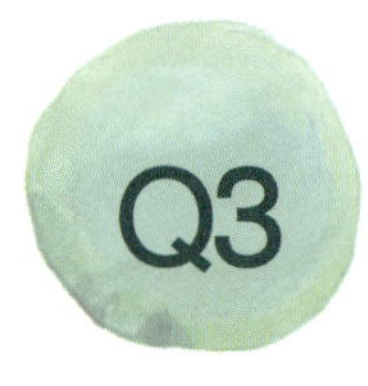

Q3 요즘 천식 환자가 주위에 많은데 천식이 많아지는 이유는 무엇인가요?

요즘 천식 환자는 계속 늘어나고 있습니다. 나이 많으신 의사 선생님들 말씀으로도 예전에 교육받을 때는 천식 환자를 아주 드물게 보셨다는데 요즘은 천식 환자가 참 많아졌다는 것을 느낀다고 하십니다. 물론 예전에는 천식이나 다른 알레르기성 질환에 관심이나 주의가 부족해서 실감을 못했을 수도 있지만, 반드시 그런 이유 때문인 것만은 아니라고 봅니다.

옛날 부모들은 아이를 키우면서 또는 주위에서 천식이라는 병 이름을 많이 들어 보지 못하셨지만 요즘 부모들은 아마 천식이나 알레르기성 질환을 앓는 아이를 주위에서 많이 볼 것입니다. 이것은 통계상으로도 나와 있습니다. 1964년에는 천식 환자가 우리나라 소아 인구의 약 3% 내외로 짐작되었으나, 1995년도에 대한소아알레르기 및 호흡기학회에서 조사한 바로는 약 15% 내외의 어린이가 천식 증상을 경험한 것으로 나타났습니다. 이러한 증가 추세는 굉장한 것이지요. 또한 외국에서도 마찬가지로 지난 20여 년 동안에 천식 환자는 3~4배 정도 늘어난 것으로 집계되고 있습니다.

그러면 이렇게 천식 환자가 늘어나는 이유는 어디에 있을까요. 첫째, 식

 어린이 알레르기를 이겨내는 101가지 지혜

습관의 변화를 꼽을 수 있습니다. 예전에는 엄마 젖을 먹고 크는 것이 일반적이었으나 요새는 우유를 먹고 자라는 아이들이 많아졌지요. 우유는 엄마 젖과는 달리 동물의 단백질이기 때문에 아이의 몸에 들어가면 알레르기 현상을 잘 일으킬 수 있습니다. 또한 햄, 소시지, 라면 같은 가공식품은 예전에는 흔하게 먹지 않았지만 요새는 이런 식품들을 먹지 않고 자라는 아이가 없을 정도로 보편화되어 식습관의 변화가 일어났습니다.

둘째, 주거 환경의 변화입니다. 예전에는 온돌방에 통풍이 잘되는(보온 면에서는 불리했지만) 주거 형태였으나 요즘은 대부분 아파트 형태로 되어 가고 있지요. 이것은 생활하는 데 편리하고 쾌적한 환경이지만 알레르기의 관점에서 보면 상당히 문제가 많습니다. 즉 알레르기의 주범이라 할 수 있는 집먼지진드기는 온도가 높은 환경에서 잘 번식하는데, 아파트 같은 밀폐성이 높은 주거 형태는 겨울에도 그다지 춥지 않기 때문에 집먼지진드기가 1년 내내 번식할 수 있는 환경이 되는 것입니다. 또한 대부분의 가정에는 옛날에는 사용하지 않던 침대, 소파, 카펫 같은 주거 환경과 가구들이 있지요. 이것들은 집먼지진드기가 숨어서 자라는 데 더없이 좋은 환경입니다. 또한 개나 고양이 같은 애완동물을 기르는 가정이 많아지고 있습니다.

셋째, 우리가 마시고 있는 공기가 오염되는 것도 큰 요인입니다. 산업의 발달과 자동차의 증가로 생활은 좀 더 풍요로워지고 편리해졌지만 아황산가스, 오존, 이산화질소 같은 입자들로 오염된 공기는 기관지를 과민하게 만들고, 증상이 없이 기관지천식의 소인만 있던 사람에게 천식 증상을 나타나게 할 수 있습니다.

넷째, 심적인 스트레스의 증가와 공동생활의 기회가 많아진 것도 천식이 증가하는 원인이 될 수 있습니다. 공부한다고 매일같이 학교나 학원을 왔다 갔다 하는 것이 요새 아이들의 일반적인 생활이지요. 또한 요즘은 엄마가 일자리를 갖는 경우가 많아짐에 따라 아이들이 일찍부터 놀이방 등에 맡겨집니다. 따라서 아이들도 스트레스가 쌓이게 되고, 여러 병원균에 접촉할 기회가 많아져 감기 등 각종 바이러스에 감염되어 천식이 발병되거나 증상이 악화되는 요인으로 작용할 수 있습니다.

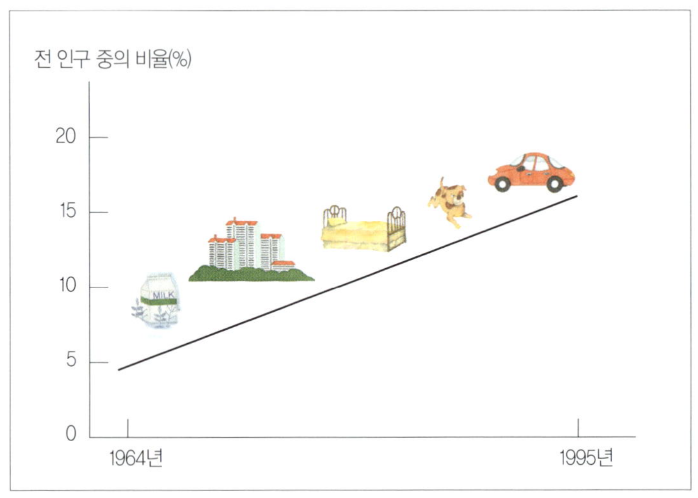

기관지천식의 증가 추세와 그 요인

Q4 천식 환자가 잘 걸리는 병에는 어떤 것들이 있나요?

천식 환자에게 흔히 함께 나타나는 질환들을 살펴보면 알레르기성 비염, 알레르기성 결막염, 태열 및 아토피 피부염 등의 알레르기성 질환과 잦은 감기, 세기관지염, 부비동염, 위·식도 역류 등의 질환이 있습니다.

기관지천식의 대부분은, 특히 어린이에게서는 알레르기에 의해 일어나기 때문에 다른 알레르기성 질환이 같이 나타나는 것은 어쩌면 당연한 것인지도 모릅니다. 알레르기성 비염은 재채기, 콧물, 코막힘 등의 세 가지 증상을 특징으로 하는 병인데, 천식 환자의 약 3분의 2에게는 알레르기성 비염 증상이 함께 나타납니다. 알레르기성 비염은 치료를 받아도 쉽게 낫지 않고 그뿐 아니라 알레르기성 비염 증상이 감기와 비슷하기 때문에 흔히 엄마들은 이런 아이들을 '감기를 달고 사는 아이들'이라고 보는 경우가 많습니다. 특히 기온 변화 등 날씨가 바뀐다든지 먼지를 들이마셨을 때 재채기와 콧물 등의 증상을 나타내기 때문에 '항상 감기에 걸려 있는 것'으로 보는 일이 많습니다.

알레르기성 결막염은 눈이 가렵고 부비면 쉽게 빨개지는(충혈) 한편, 눈물이 많이 흐르는 상태가 반복적으로 나타나는데 알레르기성 결막염은 대부분 알레르기성 비염과 더불어 나타납니다.

태열은 '영아습진'이라고도 하는데, 돌 전의 아이가 얼굴 양쪽 볼이 트고 빨갛게 되며 심하면 진물이 흐르는 습진 상태를 나타냅니다. 이것은 돌 전의 아이들에게 나타나는 아토피 피부염으로서, 2~3세 정도 되면 팔·다리·얼굴이 많이 가렵고, 긁으면 습진 상태가 되며, 이것이 오래되면 피부가 거칠어지고 항상 가려운 상태가 되는 전형적인 아토피 피부염의 양상으로 나타납니다.

천식 환자가 실제로 더 자주 감기에 걸리는지는 확실하지 않습니다. 위에서 말한 알레르기성 비염의 증상 즉 '재채기, 콧물, 코막힘' 등의 증상이 반복적으로 나타나기 때문에, 또한 천식 아이는 잦은 기침으로 늘 시달리고 있기 때문에 '감기가 잘 걸리고, 한번 걸리면 쉽게 낫지 않는다'라고 생각하는 사람이 많습니다. 그러나 실제 따지고 보면 천식 환자에게 감기, 즉 '바이러스 같은 병원체가 몸에 들어와서 생기는 코와 목 등 상기도에 생기는 염증'은 천식 환자에게서 보통 사람보다 많이 발생하는 것은 아닌 것으로 봅니다.

세기관지염은 2세 미만의 어린아이에게 잘 생기는 병으로서 매우 가느다란 기관지에 바이러스가 침범해서 일어나는 병입니다. 이런 아이들은 숨을 쉴 때 쌕쌕 또는 가랑가랑하며 가래 끓는 소리가 들리고 다른 증상들도 천식과 비슷하기 때문에 실제 기관지천식과 세기관지염을 감별하기 어렵습니다. 이에 따라 2세 미만의 아이들에서 기관지천식의 진단을 확실하게 내리지 않는 경우도 있으며, 처음으로 이러한 증상이 있을 때는 세기관지염으로 진단하였다가 이것이 3회 이상 반복되면 기관지천식으로 진단하는 경우도 많습니다. 따라서 세기관지염은 천식 환자에게 보통 사람보다 많이 발생한다고 생각하기보다는 천식 환자의 맨 처음 증상이 세기관지염같이 나타나는 경우가 많다고 이해하는 것이 옳습니다.

부비동이란 눈 밑에 있는 광대뼈 속에 동굴처럼 뚫려 있는 공간으로서 건강할 때는 공기로 채워져 있으나, 여기에 염증이 생기면 고름과 같은 분비물이 고이게 됩니다. 일반 사람들은 이것을 '축농증'이라고 흔히들 말합니다만 어린이에게는 고름이 심하게 고여 있는 경우는 드물고 단순히 염증만 있는 때가 많아 '부비동염'이라고 하는 것이 좋습니다. 어린이가 만성 부비동염에 걸리면 누런 콧물을 흘리고 코가 목뒤로 넘어가서 기도를 자극하고 기관지에 염증을 일으키면 기침을 오래 하게 됩니다. 그런데 이러한 부비동염은 알레르기성 비염 환자들에게 잘 생기고 한번 발생하면 잘 낫지 않습니다. 이것은 치료가 안 된 알레르기성 비염 환자는 코 점막이 항상 부어 있어서 부비동의 배출 구멍을 막기 때문에 분비물이 고여서 세균이 잘 자라기 때문입니다.

위·식도 역류는 말 그대로 위의 내용물이 식도로 거슬러 올라와서 생기는 병인데, 위·식도 역류가 있으면 천식과 비슷한 증상들이 잘 나타나고, 한편으로는 위·식도 역류로 인하여 천식이 악화될 수도 있습니다.

Q5 '알레르기 행진'이란 무엇인가요?

소아에게 흔히 볼 수 있는 알레르기질환으로 기관지천식, 알레르기성 비염, 알레르기성 결막염, 아토피 피부염, 두드러기, 음식물 알레르기 등을 들 수 있습니다. 이 알레르기질환들이 동시에 또는 시간차를 두고 경과를 밟으면서 나타나는 것을 '알레르기 행진'이라 합니다.

일반적으로 알레르기성 체질을 가진 아이에서 맨 처음 나타나는 증상은 아토피 피부염입니다. 즉 생후 1~2개월부터 얼굴의 양 볼에 습진이 나타나고 가렵고 잘 트는 피부를 갖게 되는데, 할머니들이 흔히 말하는 '태열'이지요. 이런 시기를 경과하면서 우유나 모유를 먹고 자주 토하거나 설사를 하고 보채는 경향이 보이는데, 이것은 음식물에 의해 위장관에 알레르기 반응이 나타나는 것으로 생각되는 현상입니다. 그러다가 생후 6개월 내지 1년쯤 되면 자주 기침을 하고 숨소리에 가래가 찬 것 같은 소리 또는 쌕쌕거리는 소리가 들리게 되는데, 이러한 상태가 자꾸 반복되고 쉽게 낫지 않기 때문에 '우리 아이는 감기를 달고 산다', '우리 아이는 감기를 자주 앓는다'라는 생각을 가지게 됩니다. 만 1~3세 정도가 되면 어느 날 갑자기 기침을 발작적으로 하고 쌕쌕거리는 소리가 심해지거나 숨을 제대로 쉬지 못하는 호흡곤란 상태의 천식 발작을 경험하게

 어린이 알레르기를 이겨내는 101가지 지혜

됩니다. 전형적인 기관지천식 증상이 나타나는 것이지요. 이러다가 초등학교에 들어가는 시기쯤 되면 일부는 좋아지는 경향을 보이지만 대부분은 큰 변화 없이 천식 증상에 시달리게 됩니다. 그후 중학교 연령이 되면 약 반수에서는 기관지천식 증상이 더 이상 나타나지 않게 되는 반면, 나머지 반수에서는 그 상태로 사춘기를 지나게 됩니다. 한편 10세 전후부터 콧물이 흐르고, 재채기를 자주 하고, 코가 막히는 알레르기성 비염 증상이 나타나고 일부에서는 눈이 가렵고, 자주 충혈이 되는 알레르기성 결막염 증상이 나타납니다.

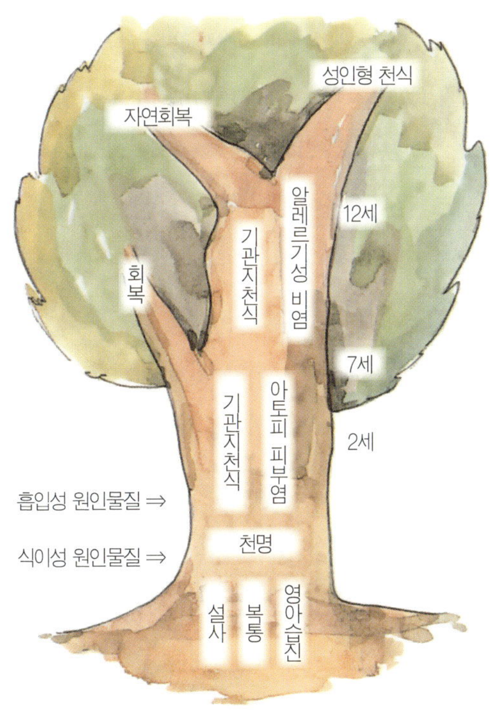

알레르기 행진(마치)

위와 같이 소아에게서는 알레르기질환들이 하나의 흐름과 같이 시기에 따라 질환들이 순서대로 나타나는 경향을 보이는데, 이러한 경과가 군대에서 대열을 지어 차례차례 행진하는 모습과 비슷하다 하여 '알레르기 마치' 또는 '알레르기 행진'이라고 부릅니다.

그러나 모든 환자가 이러한 경과를 밟는 것은 아닙니다. 예를 들어 어릴 때 태열이 있다가 전형적인 아토피 피부염 증상을 가지게 되는 아이에게 다른 알레르기성 질환은 나타나지 않을 수 있으며, 어떤 환자는 어릴 때는 전혀 문제가 없다가 6세경 처음으로 기관지천식 증상을 경험하는 수도 있으며, 어떤 환자는 사춘기에 알레르기성 비염이 나타나서 알레르기성 체질이라는 것을 처음 알게 되는 경우도 있습니다. 또 어떤 환자는 초등학교 시절 기관지천식과 알레르기성 비염 증상이 거의 같은 시기에 처음 시작되는 경우도 있습니다.

이와 같이 알레르기성 질환이 나타나는 양상은 개인마다 차이가 있어서 일률적으로 규정짓기는 어렵지만, 일반적으로 보면 알레르기 행진의 경과를 취하는 경우가 많다는 것입니다. 따라서 어떤 어린이가 돌 전에 심한 태열이 있었다면 자라면서 천식이 생길 가능성이 높고, 천식을 앓는 초등학교 아이가 있다면 이 아이는 점차 커 가면서 알레르기성 비염 증상이 함께 나타날 것으로 예측되는 것입니다.

Q6 천식은 다른 사람에게 옮나요?

천식은 다른 사람에게 전염되는 질환이 아닙니다. 즉 감기 같이 주위 사람이 걸린 경우에 잘 생기는 병이 아니라는 것입니다.

그러나 천식은 유전적 요인과 환경적 요인이 합쳐져 발생하는 병이기 때문에 한 가족 안에서 한 사람이 천식 또는 알레르기성 질환이 있으면 다른 가족에게도 위와 같은 병들이 잘 생기게 됩니다. 실제로 천식 환자에게는 가족 중에 천식 또는 다른 알레르기질환으로 앓는 사람이 있는 경우가 많습니다. 어떤 조사에 따르면 한쪽 부모가 천식이 있는 경우 자녀에게 천식이 나타날 가능성은 25%이며, 양쪽 부모 모두 천식이 있는 경우 자녀에게 천식이 나타날 가능성은 50% 정도라고 합니다. 위와 같이 천식을 앓게 되는 체질은 부모로부터 물려받기 쉽고, 따라서 다른 정상인의 가족에 비해 천식 환자는 부모 또는 형제 중에 천식 또는 알레르기성 질환을 가진 사람이 있을 가능성이 많습니다.

천식의 또 다른 요인, 즉 환경적 요인을 살펴봅시다. 환경적 요인 중 가장 중요한 것으로서 실내 집먼지진드기 항원은 알레르기를 일으키는 대표적인 물질이지요. 따라서 천식 소인이 같은 사람들이라면 집먼지진드기 항원이 많은 환경에 사는 사람이 집먼지진드기가 적은 환경에 사는 사람보다 천식이 잘 생기게 됩니다. 그런데 한 가족은 모두 같은 환경에 살고 있으니까 가족 중 한 사람이 천식 환자면 그만큼 그 사람 집에는 집먼지진드기 항원이 많다는 이야기가 되고, 이에 따라 가족 중 다른 사람도 집먼지진드기 항원에 노출되고 있다고 할 수 있습니다.

위와 같이 천식은 한 가족 안에서 많이 생기지만, 이것은 유전적 요인과 환경적 요인을 공통으로 갖고 있기 때문에 나타나는 현상이지 전염병과 같이 가족에게 퍼져서 생기는 것은 아닙니다.

간혹 천식 발작이 집단으로 발생할 수는 있습니다. 예를 들면 한 어린이 놀이방에 천식 환자가 세 명이 있는데 한 어린이에게 천식 발작이 생기니까 다른 두 아이에게도 천식 발작이 연달아 생기는 경우입니다. 이것은 감기(바이러스성 상기도 감염)가 같은 공동체 안에 쉽게 퍼지기 때문이라고 생각되는 현상입니다. 즉 감기에 의해 한 어린이가 천식 발작을 일으키면 감기 바이러스가 전파되어 다른 천식 환자도 천식 발작을 쉽게 일으키는 것입니다. 왜냐하면 감기는 특히 어린아이에게 천식 발작을 일으키는 중요한 요인이기 때문입니다. 그러나 감기 바이러스는 이미 천식 환자나 천식 소인이 있는 사람에게 발작을 일으키는 것일 뿐, 그렇지 않은 사람에게 새로 천식이 발병하게 하는 것은 아닙니다.

이와 같이 천식은 다른 사람에게 옮겨지는 것이 아니고, 다른 사람으로부터 옮아오는 것도 아닙니다. 그러므로 주위에 또는 학교에 천식 환자가 있다고 해서 이 사람을 멀리하려고 하는 것은 현명하지도 못하고 그럴 필요도 없는 일입니다.

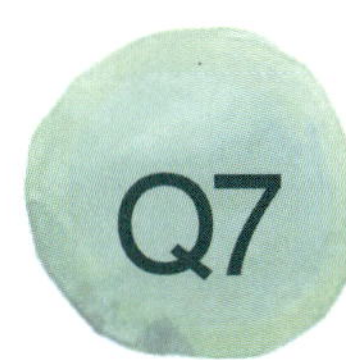# Q7 천식은 완치될 수 있는 병인가요?

이 질문에 답하기 위해서는 우선 '천식이 완치된다는 것은 어떤 상태를 가리키는가'를 알아봅시다.

천식의 증상은 여러 번 계속해서 반복되어 일어나는 것이 특징입니다. 따라서 일시적으로 쌕쌕대는 숨소리가 조용해지고 숨찬 증상이 없어지고 숨 쉬는 것이 편안해졌다고 해서 천식이 나았다고 할 수는 없습니다. '우리 아이는 지난 1개월 동안 천식 발작은 물론 기침도 전혀 하지 않았는데, 나았다고 볼 수 있는지요?'라고 묻는다면 '아직 멀었습니다'라고 말할 수밖에 없습니다. '작년에는 거의 매달 천식 발작이 생겨서 밤에 병원으로 달려갔지만 올해에는 마지막으로 발작을 한 것이 6개월이나 지났습니다. 기관지 확장제도 벌써 4개월 이상 먹지 않고 있습니다. 지금은 항알레르기제라는 약을 아침, 저녁으로 먹고 있습니다. 이것을 나았다고 할 수 있습니까?'라고 질문한다면 사실 이것도 나았다고 말할 수는 없습니다. 단지 6개월 동안 발작이 없었다는 것은 꽤 희망적인 점이고 완치에 한 발 다가갔다고 말할 수 있겠지요.

결론적으로 말하자면, 특정 계절에 발작하기 쉬운 사람은 발작이 일어나지 않은 상태로 그 계절을 두 번 보냈을 때, 그리고 발작이 특정 계절과 관계없이 일어났던 환자에게는 약 2년 간 발작이 없었다면 일단 천식이 나았다고 할 수 있습니다. 엄밀하게 말하자면 위와 같은 상태가, 천식 증상이 없으면서 사용하는 소위 '예방적 치료'를 받지 않는 조건에서 있어야 합니다. 그럼 2년 간 발작이 없었다면 앞으로는 절대로 재발이 일어나지 않을까? 물론 2년 이상 발작이 없었다가 천식 증상이 나타나는 경우도 간혹 있습니다. 왜냐하면 천식 환자의 특징인 기관지가 과민한 상태는 좀처럼 없어지지 않기 때문입니다. 그렇더라도 2년 이상 전혀 증상이 없다가 다시 나타나는 경우는 극히 드물고 또다시 약물을 사용하게 되더라도 그렇게 오래가지는 않으므로 완치되었다고 보는 것이 타당합니다.

그렇다면 천식은 완치될 수 있는 병일까? 완치될 수도 있으며, 완치되지 못하더라도 충분히 다스릴 수 있는 병입니다. '다스릴 수 있다'는 의미를 생각해 봅시다. 우리 주위에 많은 고혈압이나 당뇨병 환자에게서 이 병들의 원인을 제거하면 완치가 될 수 있겠지요. 그러나 대부분의 경우에는 원인을 찾을 수가 없고, 따라서 완치는 어렵습니다. 그래서 이런 병들에서는 혈압이나 혈당을 정상 범위로 유지시키기 위해서 적절한 약물을 최소한도로 쓰면서 정상 생활을 하도록 하는 것이 치료의 요점입니다. 이와 같은 방법을 소위 '조절'이라고 하는데, 쉽게 말해서 '병을 다스리면서 사는 것'이라고 할 수 있습니다. 이론적으로 생각해 보면 알레르기성 천식에서 알레르기 원인물질을 주위 환경으로부터 전부 제거한다면, 또한 천식 증상을 일으키는 요인을 전부 없애 준다면 완치가 가능하겠지요. 그러나 이러한 방법은 이론적으로는 가능할지 몰라도 실제로는 거의 불가능한 일입니다. 따라서 천식에서도 적절한 약물을 최소한도로 쓰면서 정상 생활을 하도록 하는 것이 치료의 요점입니다.

　다행히 어린이의 천식은 아이가 성장하면서 또는 사춘기를 지나면서 많은 경우에 경과가 좋아지는 특성이 있습니다. 8세인 철수는 돌 전부터 잦은 호흡기 질환으로 가래가 끓고 감기를 달고 사는 아이였으며 여러 번 쌕쌕대는 숨소리와 기침 증상으로 동네 소아과에서 천식으로 진단받았습니다. 그후 몇 차례 입원할 정도로 증상이 심해서 '인탈'이라는 약물로 예방적 치료를 받아 오다가 천식 발작이 약 1년 동안 없어 6세경에 예방적 치료를 중단하였습니다. 철수는 이후 2년 동안 천식 증상이 전혀 나타나지 않았습니다. 이러한 경과를 취하는 아이들은 흔히 가족이나 본인에게 알레르기질환의 병력이 없고 본인의 알레르기검사가 음성인 경우가 많습니다. 즉 어린 나이에 '내인성' 천식인 경우에는 초등학교에 들어갈 정도의 나이가 되면 기관지 크기가 굵어지고 면역 기전이 호전되면서 증상이 없어지는 수가 많습니다.

　반면 가족이나 환자에게 알레르기성 질환의 병력이 있거나 환자의 알레르기검사에서 양성인 경우, 또는 집먼지진드기 등 원인물질이 많은 환경에서 생활하는 경우, 천식 발작이 일어났을 때 그 정도가 심한 경우에는 천식이 오랫동안 지속될 수 있습니다. 그러나 이러한 환자들도 약 50%는 사춘기에 증상이 없어지는 경향이 있습니다. 15세인 나리는 3세 때부터 잦은 기침과 호흡곤란, 쌕쌕대는 숨소리 증상으로 천식 진단을 받고 오랫동안 치료를 받아 왔습니다. 나리는 피부반응검사에서 집먼지진드기에 대해 양성 반응이 나와 알레르기성이라고 진단받고 부모는 실내 환경 조절에 각별히 노력해 왔습니다. 그러나 8세경에 콧물, 재채기, 코막힘 등의 알레르기성 비염 증상이 나타났고 이에 따라 비염에 대한 치료를 병행해 오고 있었습니다. 이렇게 하다가 12세경부터는 천식 증상이 전혀 나타나지 않아 그동안 사용해 오던 흡입성 스테로이드의 예방적 치료를 중단하였으며 이후 비염 증상은 간간이 나타나고 있지만 천식 증상은 없이 잘 지내 오고 있습니다.

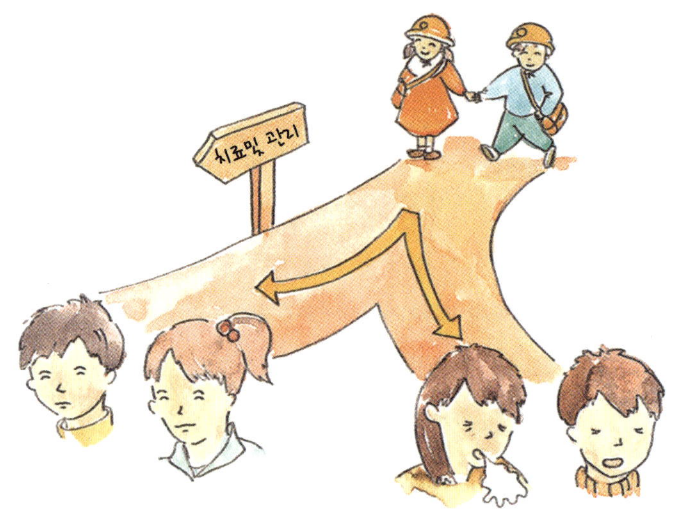

소아 천식의 경과

이와 같이 어린이의 천식은 많은 경우에 완치될 수 있습니다. 이것은 크게 보아서 천식의 '자연 경과'에 따라 나타나는 현상이기는 하지만, 천식에 대한 적절한 치료를 해야만 얻어질 수 있는 것입니다. 즉 천식 증상을 완화시키는 방법은 물론 천식 증상을 나타나지 않게 하는 예방적 치료를 꾸준하게 하고, 환경 조절에 노력한 다음 완치를 기대할 수 있다는 것입니다.

Q8 천식이 발병하지 않게 하는 방법은 없을까요?

천식은 일단 한번 발병하면, 오래가고 쉽게 낫지 않는 만성질환이라고 앞에서 이야기한 바 있습니다. 그러므로 천식을 아예 처음부터 발병하지 않도록 하면 좋겠지요.

그러나 천식은 유전성이 있는 질환, 즉 부모로부터 물려받는 경향이 있는 질환이므로 부모 중 한쪽 또는 양쪽이 천식 또는 알레르기성 질환이 있다면 그 사이에서 태어난 아이는 천식이 생길 가능성이 높고, 엄마 뱃속에서 이미 결정되어 버릴 수도 있습니다. 실제로 알레르기가 있는 엄마에게는 임신 3개월이 되기 전에 뱃속의 태아는 이미 알레르기 소인을 가지게 된다고 알려져 있습니다.

그러면 천식의 발병을 예방하는, 즉 천식이 처음부터 생기지 않도록 하는 것은 전혀 불가능한 것일까요? 그렇지만은 않습니다. 확실히 결론이 나 있는 것은 아닙니다만, 엄마가 임신 중에 알레르기를 잘 일으키는 음식물(예를 들어 계란, 우유, 땅콩 등)을 먹지 않았더니 태어난 아이들의 천식 발병률이 약 2분의 1로 줄었다는 연구 결과가 있습니다. 그러나 임신 중 산모의 식사 조절은 태어날 아이의 아토피 피부염, 위장관 알레르기 발생을 감소시키기는 하지만 천식의 발생에는 별로 도움이 되지 못한다는 견해도 있습니다.

　그렇다면 어떤 방법이 있을까요? 대체로 알레르기 원인물질과의 접촉이 빠르면 빠를수록 알레르기로 잘 진행되는 것으로 알려져 있습니다. 이 말은 매우 어린 연령에서 알레르기를 잘 일으키는 물질을 들이마시거나 먹거나 하면 좀 더 나이 든 사람에서보다 이 물질에 대해 알레르기성이 쉽게 된다는 것입니다. 따라서 태어난 직후부터 알레르기성 원인물질과의 접촉을 피하는 것이 중요합니다. 이렇게 하기 위해서 젖먹이 어린이에게 가능한 한 모유를 수유하고 이유식은 되도록 늦게 먹이며(우유·콩·밀·옥수수·과일 등은 1세 이후, 계란은 2세 이후, 땅콩·생선 등은 3세 이후), 아이가 어릴 때부터 비록 천식 증상이 없더라도 집먼지진드기 같은 흡입성 알레르기 원인물질을 집 안에서 제거하도록 각별히 노력하는 것입니다.

　또한 실내에서 어른이 절대 흡연을 하지 않도록 해야 하며, 감기와 같은 바이러스 감염에 걸리지 않도록 주의해야 합니다. 왜냐하면 담배 연기나 바이러스 감염이, 천식이 잠재하고 있는(즉 천식의 소인이 있는) 아이들에게 천식이 생기게끔 하는 중요한 원인이기 때문입니다.

　그러나 사실 위와 같은 방법들을 제대로 실행하기는 무척 어렵습니다. 예를 들어 집먼지진드기를 제거하는 것만 해도 어느 정도 그 숫자를 감소시킬 수는 있지만, 알레르기성으로 진행하는 데에는 미세한 양으로도 가능하기 때문에, 알레르기성으로 되는 것을 막을 정도로 집먼지진드기를 주위 환경에서 제거하는 것은 대단히 어렵습니다. 또한 위와 같은 방법들을 철저히 실행하더라도 천식이 발생하는 것을 예방하는 데 실패하는 경우가 많습니다.

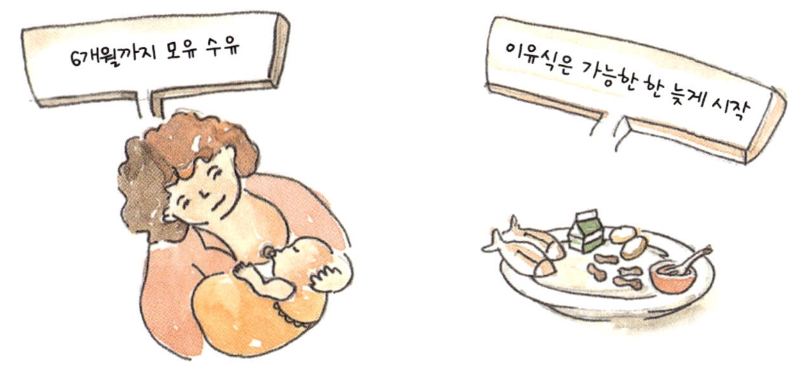

천식 발병 예방

　따라서 위와 같이 힘들고 어려운 방법을 누구에게나 권장하는 것은 바람직하지도 않고 불필요한 것입니다. 그러므로 천식이 생길 가능성이 높은 아이에 한해서 위와 같은 대책을 세우는 것이 현명할 것입니다. 천식이 생길 가능성이 높은 아이로는 부모가 알레르기성 질환이 있는 경우, 형제 중에 알레르기성 질환이 있는 경우, 어릴 때 호흡기 질환을 자주 앓는 경우, 어릴 때부터 혈중에 특수 항체(면역 글로불린 E)치가 높은 경우, 엄마가 흡연을 하는 경우, 또는 태열(즉 아토피 피부염)이 있는 경우 등이 이에 해당합니다. 위와 같이 천식의 위험성이 높은 아이에게 적절한 예방 방법을 시행한다면 천식이 발병하지 않게 할 수도 있습니다.

Q9 천식의 증상은 어떻게 나타납니까?

천식은 잦은 기침과 쌕쌕거리는 숨소리와 호흡곤란의 증상으로 나타납니다. 이와 같은 증상들은 기관지가 좁아지고 기관지에 염증이 생김으로써 나타나는 현상입니다.

기침은 우리가 살아가면서 감기에 걸릴 때 흔하게 경험하는 증상입니다. 그러나 천식의 증상으로 나오는 기침은 심할 때는 한번에 수십 번을 연속적으로 하고, 주로 한밤중이나 새벽녘에 많이 하는 특징이 있습니다. 천식이 좋아지면서 다른 증상들(예를 들어 쌕쌕거림, 숨찬 증상)은 나타나지 않는데 기침은 완전히 그치지 않는 것이 일반적입니다. 따라서 보통 엄마들은 '우리 아이가 감기를 달고 산다', '우리 아이는 감기가 한번 걸리면 오래간다'라고 흔히들 이야기합니다.

쌕쌕거리는 숨소리는 마치 고양이 울음소리와 같이 들리는 소리인데 이를 '천명'이라고 합니다. 천명을 쉽게 이해하려면 피리 소리를 생각해 보면 됩니다. 예를 들어 구멍이 큰 대롱을 불면 공기가 그냥 지나치기 때문에 아무 소리도 나지 않습니다. 우리가 숨 쉴 때 정상적으로는 소리가 거의 들리지 않는 것과 같지요. 그러나 피리처럼 구멍이 좁은 대롱을 불면 '삑삑' 하는 소리가 나게 됩니다. 이런 소리는 구멍이 좁을수록 더욱 심하게 되지요. 즉 숨 쉴 때 정상 상태보다 좁아진 기관지를 공기가 통과하게 되면 천명이 들리게 되는 것입니다.

호흡곤란은 호흡을 통한 산소 공급이 제대로 이루어지지 못하기 때문에 일어나는 현상인데, 천식의 증상으로 나타나는 호흡곤란은 기관지가 좁아져 폐에 도달하는 공기의 양이 부족해서 생기는 것입니다. 자기 증상을 표현할 수 있는 어린이나 어른은 자기가 숨이 차다는 것을 이야기할 수 있으나, 의사 표현을 할 수 없는 어린이는 호흡곤란의 증세가 신체에만 나타나기 때문에 아이를 돌보는 사람은 이것을 주의 깊게 살펴보아야 합니다. 즉 아이의 호흡이 빨라져 숨을 가쁘게 몰아쉬고, 누워 있지 못하고 자꾸만 앉으려고 하거나, 콧구멍을 벌렁거리며 가슴을 들썩거린다든가, 숨 쉴 때 가슴의 아랫부분 또는 윗부분이 움푹 패이면서 호흡하는 상태 등을 호흡곤란의 증세라 할 수 있습니다.

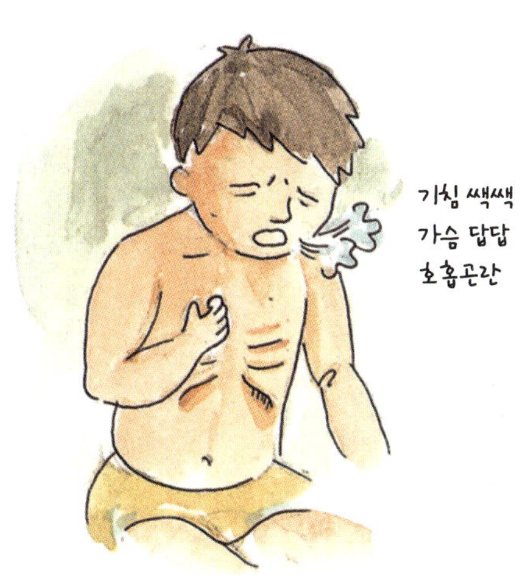

소아천식의 증상

위와 같이 천식은 기침·천명·호흡곤란 등의 증상으로 나타나는 것이 전형적이지만, 개인에 따라서 이러한 증상들이 모두 나타나는 것은 아닙니다. 예를 들어 천명이나 호흡곤란을 전혀 경험한 바가 없는데 심한 기침을 발작적으로 하는 환자가 기관지천식으로 판명되는 경우가 많습니다. 또한 평소에 기침, 천명, 호흡곤란 등의 증세가 없으나 가슴이 답답하다거나 가슴이 아프다고 호소하는 사람이 천식으로 진단받는 경우도 있습니다.

천식 증상들은 좋아졌다가 나빠졌다가 하는 일이 반복되는 특징이 있습니다. 이와 같이 재발되는 간격은 매우 짧을 수도 있으며 몇 달에 한 번 정도로 뜸하게 증상이 나타날 수도 있습니다. 또한 나타나는 증상의 정도가 아주 가볍게 앓는 경우도 있고, 호흡곤란과 같은 심한 증상이 나타나는 경우도 있습니다. "우리 아이가 며칠 동안 아침에 일어나서 약간 숨이 차고 기침을 했는데 병원에 진료 받으러 갈 때쯤은 괜찮았습니다. 의사 선생님도 진찰한 결과 아무 이상을 발견할 수 없다고 했습니다." 천식 어린이의 부모로부터 흔히 듣는 이야기입니다. 즉 하루 중에도 증상이 나타났다가 없어지는 경우가 많다는 것입니다. "여태까지는 천식 증상이 나타나더라도 기침을 하고 쌕쌕대는 숨소리 정도만 들렸었는데 지난밤에는 아이가 숨을 쉬기가 힘들어 해서 할 수 없이 응급실에 데려왔습니다." 이와 같이 한 개인에서도 증상이 나타나는 양상이 때에 따라 다를 수 있습니다.

아이가 조금 전까지는 괜찮았는데 갑자기 증상이 나타나는 경우가 있는데, 그 이유는 기관지천식이 빠르게 진행되는 특징 때문에 그런 것입니다. 이렇게 천식 증상이 갑자기 나타나는 현상을 '천식 발작'이라고 부릅니다.

 어린이 알레르기를 이겨내는 101가지 지혜

Q10 천식 발작이 잘 일어나는 시기나 장소가 있습니까?

우선 발작이 잘 일어나는 시간대에 대하여 생각해 봅시다. 천식 어린이의 부모들은 많이 경험하고 계실 줄 믿습니다만 낮에는 말짱하던 아이가 밤중에 기침을 하고 쌕쌕대며 숨차하는 경우가 많습니다. 이와 같이 천식 발작은 저녁부터 다음 날 아침까지에 걸쳐 많이 일어나는 특징이 있습니다. 특히 새벽 시간(오전 2~5시)에 심해지는 경향을 가지고 있습니다. 이러한 현상은 폐 기능 상태가 일교차와 밀접한 연관성이 있기 때문입니다. 즉 사람의 폐 기능은 아침 시간(새벽 4시 전후)에 최저치가 나타나고 오후가 되면서 높아져 저녁 6시쯤 최고치가 되는, 일종의 '생체시계'에 따라 변화합니다. 천식 어린이는 이러한 경향이 좀 더 심하게 나타나기 때문에 폐 기능이 최저치가 되는 새벽 4시 전후에 천식 발작도 심해집니다. 이와 같이 모두 잠들고 있는 시간이 천식 환자에게는 취약한 시간이고, 이때는 가까운 개인 의원 문도 닫혀 있는 시간이기 때문에 부모들은 당황하게 됩니다. 따라서 평상시에 천식 발작에 대응하는 요령을 잘 익혀서 침착하고 현명하게 조치하는 것이 필요합니다.

천식 발작은 환절기에 잘 일어날까? 확실히 천식 발작은 잘 일어나는 시기가 있으나 모든 환절기에 잘 생기는 것 같지는 않습니다. 물론 환절기가 되면 대체적으로 기온의 일교차가 크기 때문에 체온의 조절이 잘되지 않아 감기와 같은 감염성 질환에 잘 걸리는 것은 사실입니다. 천식 발작은 장마철이나 초가을(9~10월)에 잘 생깁니다. 초가을에는 특히 조심해야 하는데, 1년에 딱 한 번 이 시기에 발작이 일어나는 사람이 가장 많습니다. 왜 이 시기에 잘 일어나느냐에 대한 정확한 이유는 아직 잘 알 수 없습니다만, 아마도 집먼지진드기의 번식과 관계가 있다고 봅니다. 집먼지진드기는 1년 내내 실내먼지 안에 있으나, 가장 많이 번식하는 때는 여름(7~8월)이며, 집먼지진드기의 일생은 평균 1~2개월이어서 9~10월이 되면 집먼지진드기가 죽게 됩니다. 이렇게 죽은 집먼지진드기는 무척 잘게 부서져서 공중에 날아다니는데, 이것을 많이 마시면 천식 발작이 쉽게 일어날 수 있기 때문이라고 생각되는 것이지요. 또한 꽃가루가 알레르기 원인물질인 경우, 이 꽃가루가 날아다니는 계절에 발작이 많이 생기는 것은 당연합니다.

온도가 갑자기 내려가는 시기 또는 비가 많이 오는 날 발작이 많이 나타나는 경향이 있습니다. 이러한 조건들이 겹치는 경우, 예컨대 9~10월 저녁 무렵 갑자기 비가 내리기 시작해 추워지기 시작하는 날 밤 천식 환자가 응급실에 많이 찾아와 당직 선생은 뜬눈으로 밤을 지내게 되는 날이 많습니다.

"우리 아이는 저녁때까지 괜찮았는데 이불에서 몹시 심한 장난을 한 후 잠이 들었는데 새벽에 기침 소리가 나서 보았더니 숨소리가 이상했습니다", "우리 아이는 서울 집에 있으면 괜찮은데 명절 때 할아버지댁이 있는 시골에만 가면 천식 발작이 일어납니다", "집 안에 페인트를 새로 칠했는데 그날 밤에 천식 발작이 나타났습니다." 이와 같은 상황 설명은 흔히

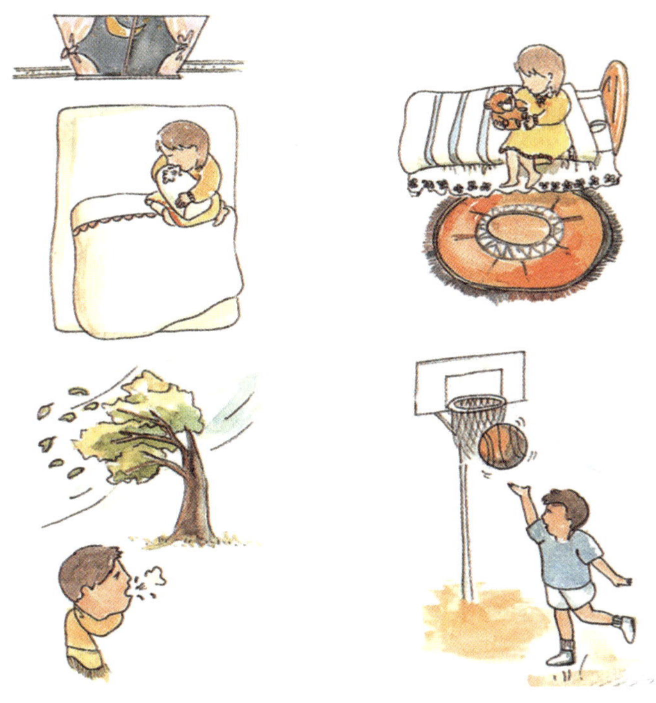

부모로부터 듣는 내용입니다. 모두가 알레르기 원인물질을 흡입했다거나 천식을 악화시키는 요인에 접했던 경우에 해당하는 것입니다. 이것들말고도 천식을 악화시키는 요인은 우리 주위에 아주 많습니다. 예컨대 집안에서 아버지나 할아버지가 담배를 피웠다고 합시다. 천식 환자는 기관지가 과민하기 때문에 담배 연기를 마심으로써 자극이 되어 발작을 일으키는 것입니다. 감기도 큰 문제입니다. 이때는 바이러스 병원체가 기관지를 자극해 쉽게 기관지를 좁게 만들기 때문에 생기는 현상입니다. 또 낮에 심하게 운동을 하고 나면 밤에 천식 발작이 생기는 경우가 많습니다. 그래서 운동을 하고 난 후 천식 발작을 경험했던 환자라면 운동 전에 미리 기관지 확장제를 사용하면 운동 직후에 생기는 발작을 예방할 수 있고 밤에 생기는 증상도 완화시킬 수 있습니다.

그러나 천식 발작이 생기는 경우, 모두 이러한 원인이 뚜렷한 것은 아닙니다. 이것은 앞에서도 이야기했지만 우리 주위에는 천식을 악화시키는 요인이 대단히 많고 이것들이 조금씩 합쳐져 생기는 경우도 있기 때문입니다. 예를 들어 부모가 의아스럽게 생각하는 것 중에 이런 것이 있습니다. "검사를 하면 의사 선생은 '천식 원인이 집먼지진드기입니다'라고 합니다만 먼지 있는 곳에 간 적도 없고, 집먼지를 없애기 위해서 각별히 노력했는데도 발작 증상이 일어납니다." 이와 같이 천식 발작에서 확연하게 원인을 찾을 수 없는 경우가 많습니다. 이것은 우리 몸 주위에 또는 가까운 주변에 천식을 악화시키는 요인이 무수히 많기 때문입니다. 위 환자의 경우에 먼지 흡입과 관계없이 밤과 낮의 기온차가 커진다든가 찬바람을 마신다든가 자극성 냄새를 맡으면 발작 증상이 일어날 수 있는데, 무엇이 발작의 요인인지 미처 알아보지 못한 것이 아닌가 생각할 수 있습니다.

따라서 천식 어린이의 부모는 환자에게 세심하게 주의하고 끊임없이 신경을 써야 합니다. 어른의 경우에는 자기 자신이 여러 가지 체험을 하기 때문에 천식 발작과 주변 상황을 연관시키거나 과거의 경험으로부터 천식의 원인이나 악화 요인을 밝히는 데 비교적 도움이 될 수 있으나, 어린이에게는 이러한 능력을 기대할 수 없는 까닭에 부모가 어린이를 세심하게 돌보는 것은 물론, 항상 관심을 가지고 천식 증상이나 발작이 일어나게 하는 요인이 무엇인지 알아보고자 노력하여야 합니다.

Q11 운동유발성 천식이란 무엇인가요?

운동을 하고 나서 기침을 하고 숨이 차서 쌕쌕거리는 숨소리가 들리는 상태, 즉 천식 증상이 나타나는 것을 운동유발성 천식이라고 합니다. 정상인 사람도 운동 도중 또는 운동 후에 다소 기침을 하고 숨이 차는 현상이 있지만, 대개는 금방 좋아지고 그다지 심하지 않습니다. 그러나 운동유발성 천식이 있는 사람은 운동이 끝났는데도 점차 숨쉬기가 힘들어지며 기침이 심해지고 가슴에서는 '쌕쌕' 하는 숨소리가 납니다. 이것은 운동으로 기관지가 좁아지기 때문에 나타나는 현상인데 실제로 검사를 해보면 기관지가 좁아진 정도를 나타내는 폐기승수치가 운동 전에 비해 현저하게 떨어지는 것을 볼 수 있습니다(정상인에게는 운동하고 나서 숨차는 증상이 있지만 실제로 폐 기능은 떨어지지 않는다). 운동유발성 천식은 기관지가 운동에 과민해서 생기는 것이라고 설명할 수 있는데, 많은 환자에게는 운동이 천식을 악화시키는 여러 자극 중 하나이지만, 일부 환자에게서는 다른 자극에는 천식 증상이 전혀 나타나지 않는데 유독 운동만 하면 천식 증상을 나타내는 경우도 있습니다.

운동유발성 천식은 특히 어린이에게 많은 문제를 일으킵니다. 사실 운동은 어린이에게 일상생활 그 자체라 할 수 있을 정도로 생활의 큰 부분을 차지하고 있지요. 즉 뛰어놀고 장난이나 게임을 하면서 친구들과 어울리는 사회생활을 배우고, 성취감을 느끼고 지구력도 키우게 되며 큰 재미를 느끼기도 하지요. 따라서 운동유발성 천식은 운동의 기회가 많은 어린이에게 잘 나타납니다. 천식 어린이는 운동유발성 천식을 한번 경험하고 나면 이후로는 운동을 하지 않으려고 하며 운동이 큰 공포의 대상이 될 수가 있습니다. 이러한 아이들은 여러 가지 놀이, 체육 시간 등에 참여하지 못하여 친구들로부터 따돌림을 당하기도 하고 심리적인 위축과 함께 열등감을 가지게 되는 등 정신적으로, 사회적으로 큰 문제가 됩니다. 특히 어린이는 성장기에 있기 때문에 운동을 전혀 안 하는 경우에는 신체 발달이 잘 안 된다거나 발육 부진 상태를 보이기도 하며, 운동 부족으로 뚱뚱해지는 아이들도 많이 볼 수 있습니다.

운동유발성 천식은 일반적으로 운동이 격렬할수록, 운동을 오래 할수록 잘 나타납니다. 실제로 단거리달리기보다는 장거리달리기를 하고 나서 잘 생기며, 축구나 농구 같은 운동 후에 잘 나타납니다. 운동할 때 숨쉬는 공기 상태에 따라서도 차이를 보이는데, 차고 건조한 공기에서 운동을 할 때는 따뜻하고 습기 많은 공기에서 운동을 할 때보다 천식 증상이 잘 나타납니다. 여름에 운동을 해도 아무런 문제가 없던 환자가 겨울에 운동을 하고 나서 천식 발작을 경험하게 된다든지, 축구나 농구 후에 천식 증상이 나타나는 아이가 수영을 하면 전혀 증상을 나타내지 않는 이유가 바로 여기에 있습니다. 또한 천식의 다른 원인이 운동과 겹쳐서 작용하게 되면 운동유발성 천식의 정도가 심하게 나타나는데, 예를 들어 꽃가루에 의한 천식이 있는 환자는 꽃가루 계절에 운동을 하면 천식 증상이 심해지는 것이지요.

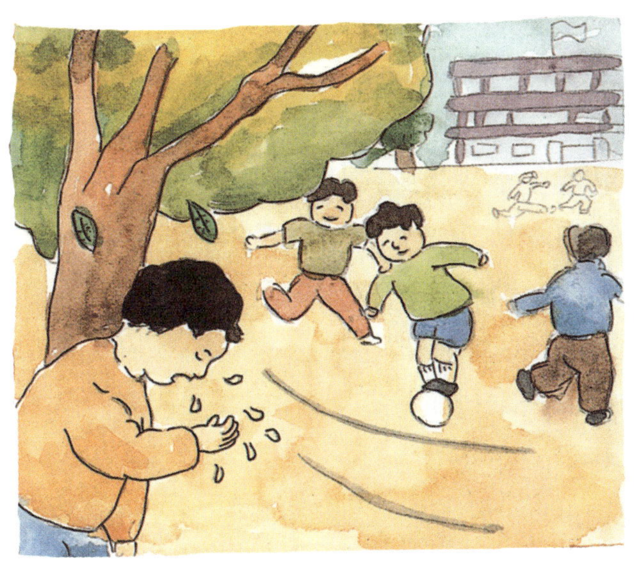

　천식 어린이에게 운동이 천식의 중요한 유발요인이기는 하지만, 운동을 무조건 금지시키는 것은 바람직하지 않습니다. 다만 알레르기 원인물질에 대량으로 접촉했을 때, 감기나 기타 바이러스 감염 시 혹은 어떤 이유에서든 기도가 이미 좁아진 상태에서는 운동을 금지시키는 것이 좋습니다. 이럴 때를 빼고는 평소에 천식 환자에게도 운동을 적극 권장하는 것이 좋습니다. 운동을 할 때의 요령으로는, 격렬한 운동은 짧게(1~2분)하고 적당한 간격을 두고 다시 하거나 준비운동을 하고 본격적인 운동으로 들어가는 것이 좋습니다. 춥고 건조한 공기에서는 마스크를 끼고 운동을 하는 것도 어느 정도 예방 효과가 있습니다. 또한 과거에 운동을 하고 천식 증상을 경험하였던 환자들은 운동하기 5~15분 전에 기관지 확장제를 흡입하고 나서 운동을 하면 천식 증상이 나타나는 것을 예방할 수 있습니다.

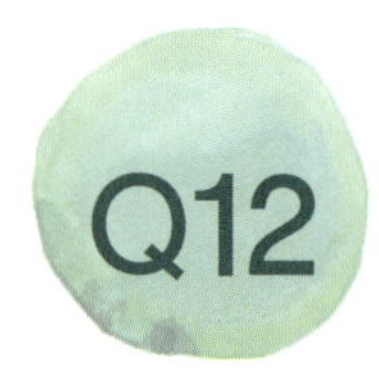
Q12 천식 발작이 일어났을 때 가정에서 어떻게 해야 하나요?

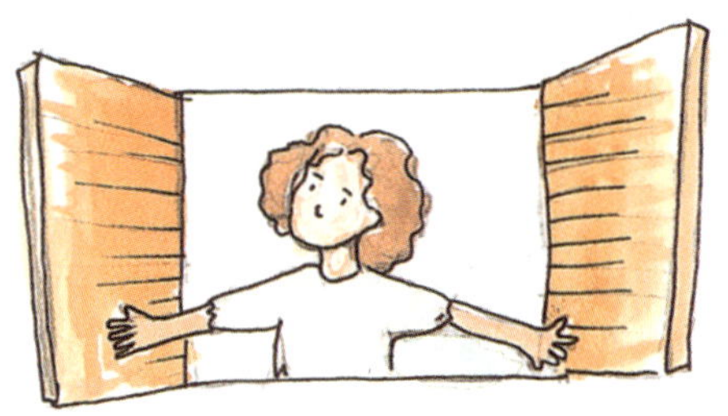

창문을 열어 환기를 한다.

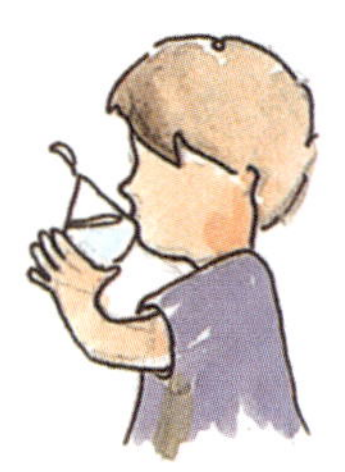

따뜻한 물을 먹인다.

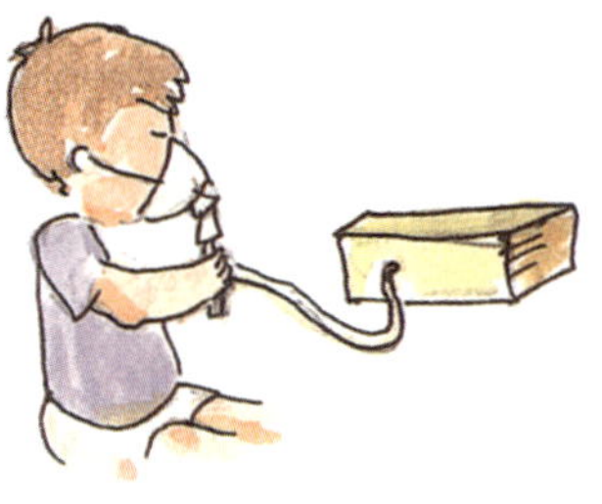

흡입약을 사용한다.

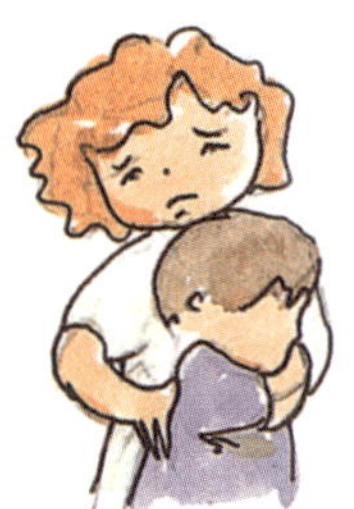

아이를 안심시킨다.

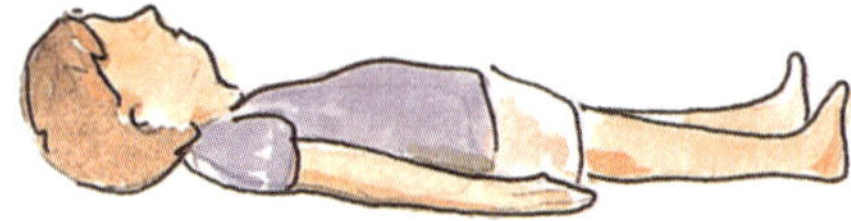

복식호흡을 시킨다.

가벼운 천식 발작 시 가정에서의 처치법

천식 발작은 아무 때나 일어날 수 있으나 주로 한밤중에 잘 일어나는 것이 특징입니다. 이 시간에는 평소에 다니던 병원을 찾아갈 수도 없고 마땅히 상의할 의사도 없습니다. 물론 응급실에 찾아가는 것이 좋은 방법이지만 매번 그럴 수도 없고, 대처를 잘하면 별문제 없이 좋아지는 수도 있고 해서 천식 발작의 심한 정도에 따라 우선 가정에서 적절히 대처하는 것이 현명한 것이라 생각됩니다.

가벼운 발작인 경우에는 그런대로 잘 놀고 잠자는 것도 괜찮아 보이지만 기침을 간간이 하고 숨 쉬는데 쌕쌕대는 소리가 납니다. 측정이 가능한 연령에서 최대호기속도를 측정해 보면, 평소 상태가 좋을 때의 최대호기속도의 80% 이상이 나옵니다. 이렇게 가벼운 발작인 경우에는 별문제 없이 좋아지는 경우가 많으므로 방 안의 공기를 환기시키고 따뜻한 물을 마시게 하고 천천히 복식호흡을 하게 하면서 가래를 뱉도록 도와주어야 합니다. 따뜻한 물은 30분에 걸쳐서 3컵 정도 조금씩 마시게 합니다. 목의 간질간질한 느낌을 없애고 가래가 쉽게 나오게 하는 데 도움이 됩니다. 복식호흡은 배에 힘을 주고 천천히 숨을 내쉬는 것을 말합니다. 환자를 똑바로 눕히고 입을 다문 상태로 코로 숨을 크게 들이마셔서(흡기) 배가 불룩 튀어나오게 합니다. 그런 다음 입을 벌리고 배에 힘을 주면서 천천히 내쉬게(호기) 합니다. 흡기와 호기의 시간 비율은 1대 3 정도로 하는 것이 좋습니다. 발작이 일어났을 때 숨을 쉬기가 어렵고 쌕쌕대는 숨소리가 나는 이유는 숨을 바깥으로 내뿜을 수가 없기 때문에 그런 것인데 '괜찮아. 천천히 숨을 내쉬면 숨 쉴 수 있어' 하고 안심시키면서 옆에서 자꾸 격려해 줍니다. 그후 가래를 바깥으로 내뱉을 수 있도록 가볍게 등을 두드리면서 배 밑에서부터 기침을 하도록 합니다.

이렇게 응급처치법대로 했는데도 좋아지지 않으면 의사에게 받은 약(일반적으로 기관지 확장제)을 들이마시게 합니다. 때에 따라서는 시간을 지체하지 말고 위와 같은 방법들과 함께 처음부터 들이마시는 약을 사용해야 할 경우도 있습니다. 이 약을 사용하는 경우에는 방법이나 양, 횟수 등을 정확하게 알고 사용해야 합니다. 만약 양을 너무 많이 썼다든지 함부로 썼을 때에는 심장이 불규칙하게 뛰는 부정맥 현상이나 손발이 떨리는 부작용이 나타날 수 있으며, 이것들이 아주 드물지만 천식 사망의 원인이 되기도 합니다.

이러한 구급조치는 어디까지나 천식 발작의 초기 치료이며 천식 발작이 가벼운 경우에 한한 것입니다. 증상이 조금도 좋아지지 않거나 더 나빠지는 경우, 평소 다니던 의사 선생님에게 상의하든지 병원에서 적절한 치료를 받는 것이 현명한 방법입니다. 실제로 '자가 치료'에 너무 의존하다가 상태가 악화되는 경우가 종종 있습니다. 영철이 엄마는 평소 천식에 대해 많이 알고 있다고 자부하였습니다. 그동안 영철이에게 몇 번의 천식 발작이 있었는데, 그때마다 위와 같은 방법들과 특히 연무기(네뷸라이저)를 이용한 기관지 확장제 약물 흡입으로써 발작을 이겨내 왔습니다. 그날도 천식 증상이 나타나서 대수롭지 않게 생각하고 평소에 하던 대로 자가 치료를 했는데 증상이 점차 심해지는 것이었습니다. 엄마는 약물 흡입을 많이 시키면 좋아지겠거니 생각하고 연무기 흡입을 계속하였습니다. 그러나 영철이는 가쁘게 숨을 쉬고 천명 소리가 거의 들리지 않게 될 정도로 심한 호흡곤란 상태가 되어 응급실을 통해 입원하여 중환자실 치료를 받게 되었습니다. 정말로 현명한 엄마라면 자가 치료를 하면서 환자의 상태를 면밀히 관찰하고 이에 따라 적절한 대처를 해야 할 것입니다.

Q13 천식 발작을 미리 알 수 있나요?

천식 발작이 생길지 미리 알 수 있다면, 발작 횟수를 줄일 수 있고 발작이 일어나더라도 빨리 대처하여 치료를 쉽게 할 수 있을 것입니다.

천식 발작은 갑자기 발작이 일어나는 경우도 있지만, 뭔가 발작의 조짐(소위 '전조 증상'이라고 한다)이 있다가 일어나는 경우가 많습니다. 이와 같은 발작의 전조 증상은 여러 가지가 있지만 개인마다 일정한 전조 증상이 있는 것이 보통입니다. 따라서 환자마다 발작이 일어나기 전의 상태를 주의 깊게 관찰하고, 이를 기록하여 두면 천식 발작을 미리 예측하는 데 크게 도움이 됩니다.

일반적으로 흔히 볼 수 있는 전조 증상으로는 갑자기 식욕이 떨어진다거나 잘 놀지 않으려 하고, 콧물이 나오거나 코가 가렵다고 호소하기도 하며, 눈 주위가 빨갛게 되거나 가려워하고, 말을 하지 않으려 하고 신경질을 부리기도 합니다. 아이에 따라서는 걸으려 하지 않고, 걷더라도 기운이 없어 보이고, 누워 있거나 앉아 있으려고만 합니다. 또한 감기 기운(콧물·코막힘·열)이 있을 때 천식 발작을 대비하여야 하며, 최대호기속도를 측정할 수 있는 어린이는 아침과 저녁의 최대호기속도의 차이가 20%

이상이면 기관지가 불안정한 상태이므로 천식 발작이 나타날 것에 주의해야 합니다.

이렇게 전조 증상이 보이는 경우에 가정에서 우선 치료할 수 있는 방법으로(앞의 Q12 참고) 발작을 막거나 발작의 정도를 심하지 않게 할 수 있습니다. 일반적으로 이런 단계에서의 치료는 나중에 천식 발작 상태가 심해지고 나서보다는 치료가 훨씬 수월합니다.

발작의 전조 증상이 보이면 엄마가 아이에게 '아직 숨차지 않니?', '기침이 나오니?' 하는 발작을 무서워하거나 연상시키는 질문을 하거나 지나치게 서두르면 아이를 불안하게 하여 오히려 증상을 악화시킬 수 있습니다. 이럴 때는 엄마 자신이 당황하지 말고 아이를 안심시키는 한편, 침착하게 상황을 주의 깊게 관찰하고 적절하게 대처하는 것이 필요합니다.

반대로 이러한 전조 증상에 무관심하거나 가벼운 증상이 나타날 때 저러다 괜찮아지겠거니 하고 대수롭지 않게 생각하는 것은 더욱 큰 문제입니다. 아이가 아프면 아이 대신 내가 앓을 수만 있다면 좋겠다고 안타까워하는 엄마들이 주위에 많은데, 걱정보다는 아이의 상태를 면밀히 관찰하는 것이 중요합니다. 한편 의외로 평상시에 아이에게 무관심하고 병을 스스로 이겨내기 바라며 비교적 뚜렷한 전조 증상이 있는데도 이를 알아채지 못하는 엄마들도 많습니다.

Q14 천식 어린이가 진료를 받기 전에 관찰하고 주의해야 할 점은 무엇입니까?

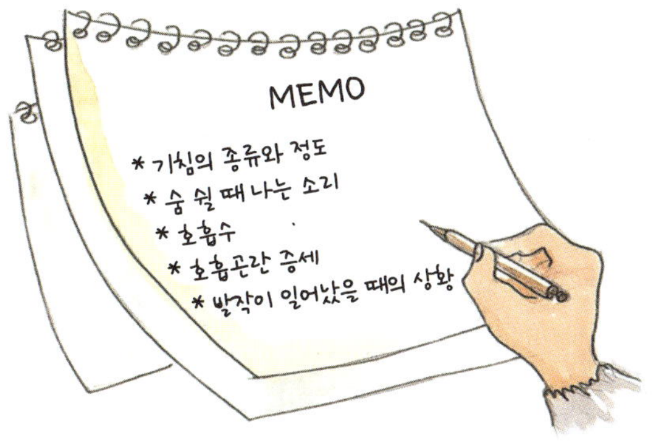

천식의 특징이 기관지가 막혀 호흡이 잘 안 되는 상황이므로 이에 따라오는 증상은 대단히 많습니다. 또한 천식은 증상이 있다가 없다가 하는 상태가 반복되기 때문에 어떤 증상이 있고 증상의 변화가 어떻게 나타나는지 관찰하는 것은 환자의 상태를 파악하는 데 매우 중요한 것입니다. 왜냐하면 이런 상태를 보고 정도에 따라 치료의 수준을 결정할 수 있기 때문입니다. 이러한 점에서 환자와 24시간 같이 지내는 보호자의 역할의 중요성은 아무리 강조해도 지나치지 않습니다. 실제로 천식에서 특징적으로 나타나는 숨 쉴 때 쌕쌕거리는 천명 소리를 의사가 청진기로 들을 수 있는 확률은 20분의 1이라는 통계도 있습니다.

천식 환자의 증상으로는 기침을 많이 하고, '쌕쌕' 소리가 나며, 호흡과 맥박이 빨라지고 숨 쉴 때 내쉬는 것을 힘들어하고, 심하게 보챌 수 있고, 배가 아프다고 호소할 수도 있습니다. 심한 경우 환자는 말하거나 걷기도 힘들어지며, 피부 색깔이 푸르스름하게 변하는 '청색증'도 나타날 수 있습니다. 이러한 상황을 환자나 보호자가 자세히 관찰하고 이를 기록하는 것이 필요합니다. 천식에서 중요한 관찰사항을 형식을 갖추어 기록할 수 있게 만든 용지를 천식일기라 하는데, 이를 이용하는 것도 좋은 방법입니다. 천식 환자에게 나타나는 증상들은 모두 중요하지만 이 중에서 중요한 관찰사항은 다음과 같습니다.

첫째, 기침 상태를 관찰하는 것입니다. 기침을 할 때 가래기침인지 마른기침인지, 기침 횟수가 대강 하루에 몇 회 정도인지, 기침을 하면서 숨소리는 이상하지 않은지, 하루 중 기침이 심할 때는 언제인지 등을 아울러 관찰해야 합니다.

둘째, 숨 쉬는 데 소리가 나는지, 소리가 난다면 숨을 들이마실 때 나는지, 내쉴 때 나는지, 아니면 둘 다 나는지를 관찰하는 것입니다. 천식에서의 천명 소리는 일반적으로 삑삑 또는 쌕쌕거리는 고음질의 소리로서 가래가 기관지에 차 있어서 들리는 거렁거렁하는 소리와는 약간 다릅니다. 또한 천명 소리는 숨을 내쉴 때 주로 들리는 것이 특징적이지만, 발작이 진행하면 숨을 마실 때도 소리가 나게 되고, 더 심해지면 이런 소리가 들리지 않을 수도 있습니다.

셋째, 호흡수를 측정하는 것입니다. 아이의 호흡이 가쁘다고 생각되거나 아이가 숨차다고 할 때에는 1분에 숨을 몇 번이나 쉬는지(한 번 숨 쉬는 것은 들이마시고 내쉬는 것으로 이루어진다) 초침이 있는 시계로 재어 보는 것입니다. 단 이렇게 호흡수를 측정하면서 아이에게 '자, 호흡수를 세어 볼 테니 숨 쉬어 봐' 하면 안 됩니다. 이것은 아이로 하여금 긴장하게 만들어 실제와는 다른 호흡수가 될 수 있기 때문입니다. 즉 엄마가 호흡수를 재는 것을 아이가 의식하지 않는 상태가 바람직합니다.

넷째, 호흡곤란의 증세가 있는지 살펴보는 것입니다. 앞에서도 설명한 바와 같이(앞의 Q9 참고) 호흡곤란이 있으면 콧구멍을 벌렁거리고 가슴을 들썩거린다든지, 누워서는 숨을 못 쉬고 앉아서 숨을 쉬게 되며, 숨 쉴 때 가슴의 아랫부분, 윗부분, 갈비뼈 사이 또는 명치 끝부분이 쑥쑥 들어가는 상태를 보이는데 이러한 상태는 천식 발작이 심한 상태로 자세히 관찰하여 일찍 알아차려야 합니다.

이와 같이 증상이 나타나는 경우, 특히 발작이 있을 때에는 이를 일으키는 요인이 있는데, 증상이 나타나면 이 시각 전후에 주변 상황을 관찰하여 기록하는 것이 중요합니다. 왜냐하면 이러한 자료는 증상 또는 발작을 일으키는 요인을 알아내는 데 더없이 중요하기 때문입니다. 예를 들자면 7세 된 천식 환자가 하루는 외식을 하기 위해서 아빠의 차를 타고 가다 천식 발작을 일으켰습니다. 아빠는 염색 공장에 다니시는데 그날 따라 퇴근하여 옷을 갈아입지 않고 곧바로 아이들을 태우고 나간 것입니다. 즉 밀폐된 승용차 안에서 아빠 옷에 묻은 염색 물질을 흡입하여 발작을 일으킨 것이지요. 그래서 아빠의 옷과 밀폐된 공간을 주의해서 관찰하라고 하였더니 다음에 똑같은 상황이 반복되었다는 것입니다. 이와 같이 증상이 나타날 때 주변 상황을 꼼꼼히 관찰하고 이를 기록하여 두면 증상을 일으키는 요인을 찾는 데 아주 커다란 도움이 됩니다.

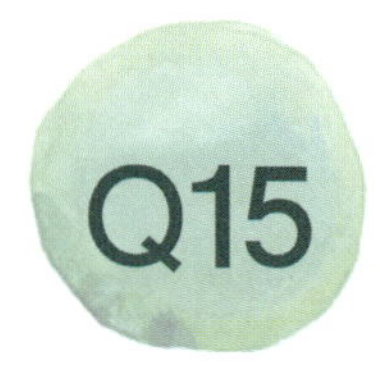

Q15 천식을 진단하는 데 필요한 검사에는 어떤 것들이 있습니까?

천식을 진단하는 데 필요한 검사로는 혈액검사, 객담(가래)검사, 피부반응검사, 폐기능검사 등이 있는데, 피부반응검사와 폐기능검사는 Q16 및 Q17에서 설명하기로 하고 여기에서는 혈액검사와 객담검사에 관하여 말씀드리고자 합니다.

혈액검사에는 일반 혈액검사와 알레르기 혈액검사가 있습니다. 일반 혈액검사로는 적혈구·백혈구·혈소판 등의 숫자를 알 수 있는데, 적혈구가 부족하면 빈혈이라 하고 혈소판이 부족하면 출혈이 잘 생기는 상태가 됩니다. 백혈구는 여러 종류의 세포로 이루어져 있는데, 그중에서 호산구라는 세포는 '알레르기 백혈구'라고 말할 수 있을 정도로 알레르기질환이 있을 때 그 숫자가 증가하는 세포입니다. 이 호산구는 알레르기 반응을 일으키는 세포로서 여러 가지 나쁜 물질을 만들어 내 알레르기질환의 여러 부위(기관지, 코, 눈, 피부)를 교란시킵니다. 실제로 천식 환자의 기관지는 염증 상태에 있게 되는데 이러한 염증을 일으키는 세포가 호산구입니다. 이에 따라 혈액에서 호산구 수를 측정하여 천식을 진단하는 데 참고하거나 천식 상태를 파악하는 용도로 사용합니다.

알레르기 혈액검사는 특수 항체를 측정하는 것을 말합니다. 즉 알레르기 원인물질이 우리 몸에 들어오면 면역 글로불린 E(IgE)라는 특수 항체가 만들어지는데, 알레르기 체질이 있는 사람은 이 특수 항체가 정상인에 비해 많이 생산되어 혈액 내 특수 항체치가 정상인보다 높게 나옵니다. 특수 항체치는 총항체치와 항원특이항체치로 나눌 수 있는데, 항원특이항체치란 각각의 알레르기 물질에 대한 항체를 가리키고, 총항체치란 혈청 내 특수 항체를 전부 합친 것이라 생각할 수 있습니다. 예컨대 집먼지진드기나 고양이 털·개 털·계란·우유 등에 대한 개별 특수 항체가 있는데, 의심되는 알레르기 물질에 대한 개별 특수 항체를 선별적으로 측정할 수 있으며, 이와는 별도로 특수 항체의 총합, 즉 총항체치를 측정하는 것입니다.

알레르기성 질환 환자는 일반적으로 총항체치가 증가되어 있어서 이것을 이용하여 알레르기성 질환의 진단에 도움을 받을 수 있습니다. 또한 총항체치가 높으면 비록 지금은 알레르기성 질환이 없는 사람이라 할지라도 앞으로 알레르기성 질환이 발생할 가능성이 높은 것을 시사하기도 합니다.

알레르기가 있다면 무엇에 대한 알레르기인지를 알고 싶어 하는 것이 당연하겠지요. 그러나 알레르기를 일으키는 원인물질은 수없이 많기 때문에 이 물질들 전부에 대한 특이항체치를 일일이 측정할 수는 없습니다. 또한 특이항체치의 측정은 한 항목당 상당한 비용이 소요됩니다. 따라서 환자가 지금까지 지내 오면서 의심스러운 알레르기 물질을 선택해서 특이항체치를 측정한다든가, 의심되는 알레르기 원인물질이 없을 때는 대부분의 알레르기 환자에서 잘 나타나는 알레르기 원인물질(대표적으로 집먼지진드기)에 대한 특이항체치를 측정하게 됩니다. 이와 같이 혈액검사로써 알레르기 원인물질을 완전히 찾는 것은 사실상 어렵지만, 피부반응검사를 포함한 다른 검사들과 함께 생각하면 특정한 환자에서 알레르기 원인물질이 무엇인지 대체로 알아낼 수 있는 것입니다. 예컨대 알레르기질환의 증상이 있을 때 혈액의 백혈구 중 호산구도 증가하였고 혈청 총항체치도 증가하였으며 집먼지진드기류, 계란, 우유 등에 대한 항원특이 항체검사를 시행하여 우유에만 항원특이 항체검사가 양성으로 나왔다면 그 원인물질이 일단은 우유로 판단되는 것입니다.

객담검사는 흔히 하는 검사가 아닙니다만, 객담이 많은 환자의 객담을 받아 내어 현미경으로 객담 안에 호산구가 얼마나 있는지 알아보는 검사입니다. 일반적으로 이런 검사에 적합한 객담은 아침에 일어나서 맨 처음 뱉어 내는 것이 좋고, 이것을 깨끗하게 받아서 가능하면 빠른 시간 내에 병원으로 가져오는 것입니다. 왜냐하면 시간이 지나감에 따라 세포들의 모양이 바뀌므로 시간이 한참 지나면 무슨 세포인지 구별을 못할 수가 있기 때문입니다.

Q16 알레르기 피부반응검사란 무엇인가요?

알레르기 피부반응검사는 알레르기질환으로 의심되는 환자에게 원인이 되는 물질이 무엇인지를 찾아볼 수 있는 중요한 검사입니다.

피부반응검사의 원리를 살펴보면 다음과 같습니다. 사람의 몸에는 알레르기 원인물질에 반응하는 특수 항체가 온몸에 널리 퍼져 있는데 피부에 특히 많습니다. 이러한 특수 항체가 환자 몸 안에 있는지 알아보기 위하여 피부에 알레르기 항원 시약을 떨어뜨리고 주삿바늘로 피부를 가볍게 자극을 가하면 항원 시약이 피부 속으로 스며들게 됩니다. 이때 특수 항체가 환자 몸 안에 있으면 알레르기 항원과 합쳐져서 모세혈관을 확장시키는 물질이 나오게 만들어 마치 모기에 물린 것같이 피부가 간지럽고 부어오르며 빨갛게 변합니다. 일종의 두드러기가 생기는 것이지요. 이러한 변화는 피부에 자극을 가한 후 15분 정도에 가장 잘 나타나기 때문에 이 시점에서 판독을 하게 됩니다.

검사는 주로 팔 안쪽이나 등의 피부에서 하는데, 검사 전날은 목욕을 하여 피부를 깨끗하게 하고 검사 당일은 목욕을 하지 않는 것이 좋습니다. 검사로 인한 심각한 부작용은 드물지만, 심한 알레르기의 전신 증상이 나타날 수도 있습니다. 피부반응검사는 환자가 복용하는 약제에 의해 영향을 받게 되므로 사전에 의사 선생님으로부터 피해야 할 약제에 대한 지시를 미리 받고 이것을 지켜야 정확한 검사 결과가 나옵니다. 대표적으로 감기약에 흔히 들어 있는 항히스타민제는 상당 기간 동안 알레르기 피부 반응을 억제시키며, 또한 천식이나 알레르기질환에 사용하는 약제 등도 이러한 효과가 다소 있기 때문에 이러한 약제 복용을 중단해야 합니다.

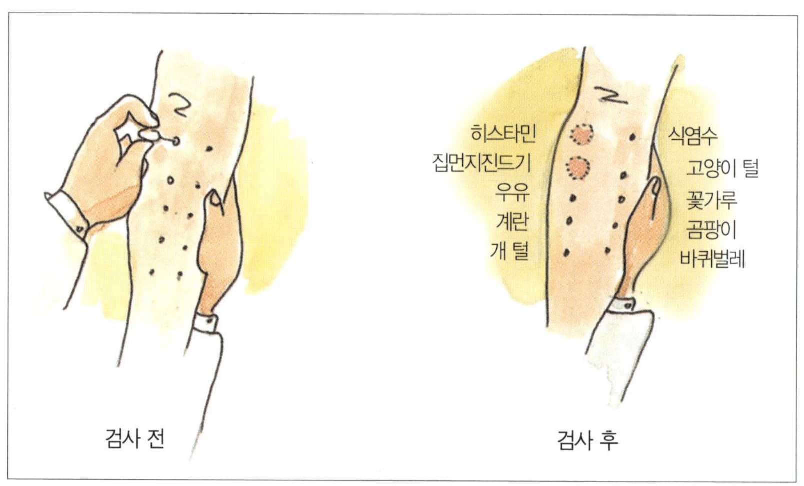

알레르기 피부반응검사

Q17 폐기능검사는 무엇인가요?

고혈압 환자가 혈압을 재서 혈압 상태를 알고 고혈압의 정도가 어느 정도 심한지 알 수 있으며, 당뇨병 환자가 혈당이나 요당을 측정하여 당뇨병의 진단이나 심한 정도를 알 수 있듯이 기관지 상태를 정확하고 객관적으로 알아보기 위해서 하는 검사가 폐기능검사입니다.

질환	검사
고혈압	☑ 혈압 측정
당뇨병	☑ 혈당 측정
천식	☑ 폐기능검사

천식 환자에게는 폐기능검사가 특히 중요합니다. 예를 들어 '우리 아이는 운동을 하고 나서 숨이 차다고 하는데 이것이 정상적으로 나타나는 현상인지 아니면 천식 증세인지 궁금합니다' 하는 질문을 많이 합니다. 또 '우리 아이가 간밤에 가래 소리를 거렁거렁 내고 기침을 하는데 숨이 차 보이는 것 같기도 했습니다. 천식 증세가 아닌지요' 같은 질문도 많이 듣습니다. 이와 같이 천식 증세가 뚜렷하지 않을 때 폐기능검사를 이용하여 진단을 할 수 있습니다.

또한 '우리 아이의 천식 증세는 얼마나 심한가요?'라는 질문을 하는 부모가 많습니다. 천식 증세가 얼마나 심한지에 대해서는 여러 각도로 생각할 수 있습니다. 가령 지금까지 천식 증상을 심하게 앓아 왔다면 이 아이의 천식 증세는 심한 것이지요. 그러나 얼마나 심하게 앓아 왔는지 판단이 서지 않을 때가 많고, 중간중간에 약물을 투여받았기 때문에 증상이 별로 나타나지 않았을 수도 있습니다. 또한 마치 빙산이 바다에 떠 있을 때 수면 위에 보이는 얼음은 작지만 바닷속에 있는 얼음은 굉장히 큰 것과 같이, 증세가 별로 나타나지 않지만 실제로 폐 기능이 많이 떨어져 있는 상태 즉 천식이 심한 상태도 있습니다.

아울러 천식 상태는 시시각각으로 변하기 때문에 현재 어떤 상태인지 알기 위해서도 폐기능검사가 필요합니다. 이외에도 천식에 사용하는 약물 중 특정한 환자에게 어떤 약물이 좋은지 또는 약물을 투여해서 얼마나 좋아졌는지 알아보기 위해서도 폐기능검사를 이용합니다.

폐기능검사에는 여러 가지가 있습니다. 이 중에는 복잡한 기계를 이용하여 하는 것도 있고 비교적 간단한 것도 있습니다. 가장 흔히 하는 검사로는 폐활량검사가 있습니다. 이 검사를 하기 위해서는 환자가 협조해야 하기 때문에 보통 말귀를 알아들을 수 있고 이를 따라서 할 수 있는 환자, 즉 만 6~7세 이상이어야 검사가 가능합니다. 이 검사의 요령은 다음과 같습니다. 숨을 최대한 깊이 들어마신 다음 그대로 참고 있는 상태에서 기계에 입을 대고 최대한 빨리 힘차게 내쉬는 것입니다. 또한 내쉬는 것을 짧게 끝내지 말고 최소한 3초 이상으로 끝까지, 즉 더 이상 공기를 내쉴 수 없을 때까지 길게 끌어야 합니다. 이렇게 하면 기계에서는 폐활량(한 번에 숨 쉴 수 있는 최대공기량)과 1초율(1초 동안에 내쉴 수 있는 공기량)이 기록되는 것이지요. 이러한 검사 결과는 기관지의 상태가 어떤지를 나타내는 것으로서 기관지가 좁아져 있으면 이러한 수치가 감소하게 되지요. 그러나 폐기능검사는 앞에서도 이야기한 것처럼 환자가 호응하고 잘 따라서 해야만 믿을 수 있는 검사 결과를 얻을 수 있는 것이기 때문에 폐기능검사를 하기 위해서는 사전에 위와 같은 검사 요령을 잘 익혀서 숙달되어 있는 것이 무엇보다 중요합니다.

폐기능검사를 이용하여 하는 검사로서 '유발검사'라는 것이 있습니다. 이것은 다음과 같은 원리를 이용하는 것입니다. 예컨대 심폐 기능이 정상인 사람과 심폐 기능이 현저히 떨어진 사람이 있다고 합시다. 이 두 사람은 평지에서 일상생활을 하는 데에는 큰 지장이 없고 두 사람 사이에 특별한 차이를 나타내지 않습니다. 그러나 이 두 사람이 등산을 하게 되면 심폐 기능이 정상인 사람은 문제없이 산을 오를 수 있지만 심폐 기능이 떨어진 사람은 숨이 차서 산을 오를 수가 없게 되지요.

이와 같은 원리를 이용해서 기관지가 좁아지게 만드는 약물을 들이마시거나 운동을 시켜서(천식 환자에게서 운동은 기관지를 좁게 만들어 소위 '운동유발성 천식'을 일으킨다) 폐기능검사를 하게 되면, 정상인에서는 폐 기능이 별로 변화를 보이지 않는 반면 천식 환자에게서는 폐 기능이 현저히 떨어지는 것입니다. 이와 같은 상태는 소위 기관지 과민성을 가리키는 것으로, 기관지 과민성이 있는지 여부와 그 정도로 증세가 뚜렷하지 않은 환자에게서 천식을 진단하거나 천식의 심한 정도를 파악할 수 있습니다.

Q18 최대호기속도계는 어떻게 사용하나요?

최대호기속도계(피크플로메타)는 기본적인 폐 기능, 즉 최대호기속도를 측정할 수 있는 간단한 기계입니다. 측정 방법이 간단하고 값도 싸고 기계의 부피가 작아서 가지고 다니기 편리하기 때문에 항상 사용할 수 있다는 장점이 있습니다.

최대호기속도 측정은 최대한 숨을 들이마신 뒤에 기계를 입에 물고 최대한도로 세게 불면 표식자(바늘)가 움직여서 숫자를 나타냅니다. 이것은 다른 복잡한 폐기능검사를 할 수 없는 어린아이도 비교적 쉽게 측정을 할 수 있으며, 다른 폐기능검사보다 검사 시간도 적게 들고 비용 면에서도 무리가 없어서 자주 쉽게 이용할 수 있습니다. 최대호기속도계 사용의 요령은 다음과 같습니다.

1. 먼저 속도계의 눈금 부분에 있는 바늘을 최대한 아래로 내려서 바늘이 '0'을 가리키는지 확인한다.

2. 한 손에 속도계를 들고 바로 서서 입을 크게 벌리고 숨을 최대한 깊게 들이마신다. 이때 손가락이 눈금 부분을 막지 않도록 한다.

3. 숨을 깊게 들이마신 상태에서 속도계 입구를 입에 물고 혀가 속도계의 입구를 막

지 않도록 주의하면서 최대한 힘껏 숨을 내쉰다.

4. 바늘이 움직여 일정한 눈금을 가리키면 그 수치를 읽는다.

5. 같은 방법으로 3번 불어 가장 높게 나온 눈금을 기록한다.

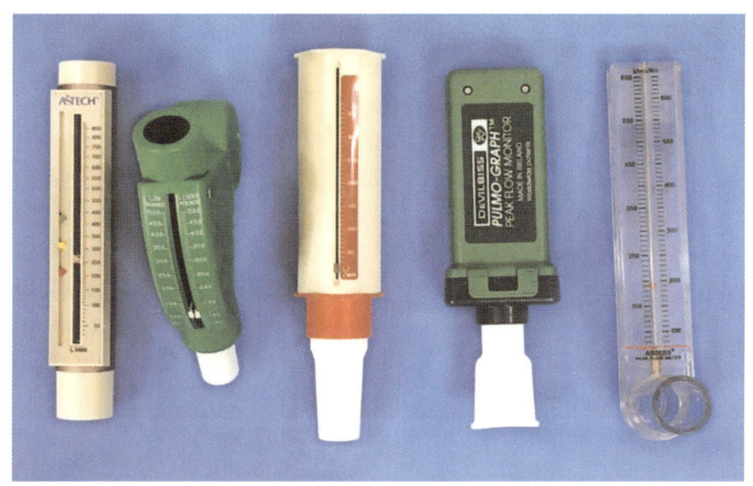

최대호기속도계의 종류

　이러한 최대호기속도계는 천식 환자에게 여러 용도로 사용할 수 있습니다. 첫째, 진단하는 데 큰 도움을 줄 수 있습니다. 천식 환자의 폐 기능은 하루에도 많은 차이를 보일 수 있으므로 진단이 확실하지 않은 경우에는 의사의 지시에 따라 하루에 여러 차례 최대호기속도를 측정하여 이것을 기록하면 진단에 큰 도움을 받을 수 있습니다. 둘째, 천식 상태를 파악하는 데 좋습니다. 천식 환자에게는 기침, 쌕쌕하는 숨소리, 호흡곤란 등의 증상이 중요하지만, 이러한 증상들이 나타나는 것은 개인마다 차이가 있으므로 자신의 최대호기속도가 가장 좋았을 때와 비교해서 얼마나 떨어져 있는지를 알아보는 것이 천식 상태 평가에 중요한 항목입니다. 셋째, 최대호기속도는 천식 발작이 생기는 것을 좀 더 일찍 예고해 줄 수도 있어서 천식 발작을 조기에 발견하여 치료하는 데 도움을 줄 수 있습니다. 넷째, 약물 사용에 좋은 지침이 되기도 합니다. 즉 천식에 쓰이는 약물에는 증상이 심해지거나 천식 발작 상태에 기관지 확장제를 사용하게끔 되어 있는데(즉 필요시에 사용한다), 언제 얼마만큼 이러한 약물을 사용해야 하는지 결정하는 데 도움을 받을 수 있습니다. 마지막으로 천식의 경과를 관찰하는 데 필요하고 이에 따라 장기적인 약물치료의 지침을 세우는 데 많은 도움이 됩니다. 즉 최대호기속도를 매일 여러 차례 측정하여 기록해 놓으면, 이것을 참고하여 '예방적 치료' 약물(즉 증상이 없더라도 계속 사용하는 약물)의 양을 줄인다든가 늘린다든가 또는 좀 더 센 약물이나 약한 약물로 바꾼다든가 하는 데 매우 참고가 됩니다.

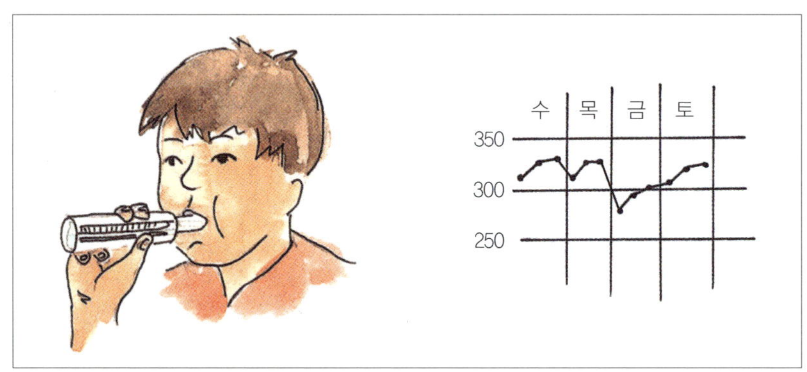

최대호기속도 측정과 기록

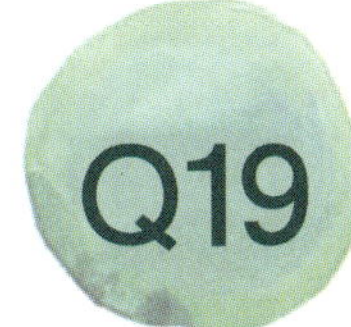

Q19 우리 아이의 호흡기 증상에 대해 병원마다 진단이 다른데 왜 그런가요?

"기침을 자주 하고 가래를 끓는 것 같은 소리가 나서 병원에 데리고 갔더니 어떤 소아과에서는 '감기' 혹은 '기관지가 약하다' 하고 다른 소아과에서는 '기관지염이 있다' 하고, 또 다른 소아과에서는 '천식기가 있다'고 합니다. 이렇게 우리 아이 진단이 다른데 어느 선생님 말씀을 믿어야 할지 모르겠습니다"라는 이야기를 자주 듣습니다.

천식을 진단하는 데에는 물론 적절한 검사들이 필요하지만, 환자의 출생 시부터 현재까지의 상세한 과거력, 자세한 가족력, 현재 증상과 관련된 병력 등을 아는 것이 무엇보다 중요합니다. 즉 환자에게 천식과 자주 동반되어 나타나는 알레르기성 질환이 없었는지, 기침을 할 때 쌕쌕거리는 숨소리가 들렸는지(물론 어떤 경우에는 쌕쌕 소리가 없이 기침만 나타나기도 한다), 이런 기침이 시간을 두고 반복적으로 일어나는지, 밤에 기침이 심해지고 특히 새벽에 기침 발작이 나타나는지, 기관지 확장제를 투여하여 증상이 좋아지는지, 가족 중에 알레르기 환자는 없는지 등등의 꼼꼼하고 자세한 병력과 가족력이 필요합니다.

진료 시에 이런 점들을 일일이 물어보아야 바람직하지만 현실은 어떻습니까? 집 근처에 있는 소아과의원도, 종합병원이나 대학병원의 소아과 외래에서도 충분한 시간을 가지고 진료를 하는 의사가 별로 없는 것이 사실입니다(여기에서 잠깐 다른 이야기를 하면 미국에서는 소아과 전문의가 하루 종일 10~20명의 환자를 진료하는데, 우리나라에서도 이 정도의 환자만 진료한다면 그 병원은 머지않아 문을 닫게 될 것이다). 따라서 천식의 진단에 꼭 필요한 자세한 병력을 알아보는 시간이 부족하게 되지요.

또 한 가지는 우리나라 사람들이 일반적으로 관심을 가지고 주의하고 관찰하며 기록하고자 하는 마음가짐이 부족하다는 것입니다. 미국에서의 한 예를 들어 봅시다. 12세의 손자가 2~3개월 동안 기침을 한다고 할아버지가 병원에 데려왔는데, 이 할아버지는 "손자가 이상스럽게도 밤에 잠이 든 후나 자기가 좋아하는 컴퓨터 게임을 할 때에는 기침을 하지 않네요"라고 말합니다. 이런 이야기를 듣는 것만으로도 의사들은 이 환자의 기침이 심인성(신경성) 기침이라는 것을 예측할 수 있지요. 따라서 보호자는 평상시에도 환자의 증상을 꼼꼼하게 관찰하고 이를 기록하여, 의사에게 보여 주면 진단하는 데 매우 도움이 됩니다.

또한 우리나라 사람들은 너무 조급한 경향이 있습니다. 예를 들어 천식의 진단에 중요한 청진 소견인 '천명'은 천식 환자에게서 항상 들리는 소리가 아닙니다. 즉 들렸다 안 들렸다 하는데, 천명이 들리지 않을 때에는 병력으로서 진단을 추정하고 다음번의 진료를 기약할 수도 있습니다. 이럴 때 의사는 '기관지가 약하다', '기관지 알레르기가 있다', '천식기가 있다', '천식성 기관지염이다' 등등으로 광범위하게 이야기할 수 있는데, 이것은 '천식이 의심된다'라는 말을 조심스럽게 표현한 것으로 생각하면 됩니다. 또 '지금은 확실하지 않으니 약을 먹으면서 경과를 보고 다음번에 진찰해 봅시다'라고 하는 경우도 있습니다. 이것을 무능한 의사로 오해하고 여러 병원을 전전하는 환자가 많은 것이 현실입니다.

질환의 진행 단계에 따라 나타나는 양상이 서로 다른 것도 진단명이 같지 않은 또 하나의 이유입니다. 예를 들어 호흡기 증상은 바이러스가 상기도에 침범해서 감기로 시작되는 경우가 흔하므로 질병 초기에 아이를 진찰하는 의사는 감기로 진단하게 되고, 기침이 오래 지속되고 기관지까지 파급되는 상태가 되면 기관지염이라 할 수 있으며, 감기에 의한 염증 소견이 코와 연결된 장소인 귀와 부비동에까지 퍼져 있다면 중이염 또는 부비동염이라는 병명도 나올 수 있습니다.

마지막으로 의사마다 실제 견해가 다를 수 있습니다. 실제로 천식과 비슷한 임상 증상들을 나타내는 병의 종류가, 특히 어린 소아에게는 상당히 많기 때문에 시각의 차이가 있을 수 있습니다.

위와 같은 문제를 해결하기 위해서는, 물론 의사도 되도록 진료시간을 많이 할애해야 하겠지만, 환자나 보호자가 평상시에 증상이나 상태를 꼼꼼하게 관찰하고 기록하여 진료 시에 의사에게 조리 있게 전달해야 하며, 아울러 한 번 진료에 모든 것을 얻겠다는 조급함을 버려야겠습니다.

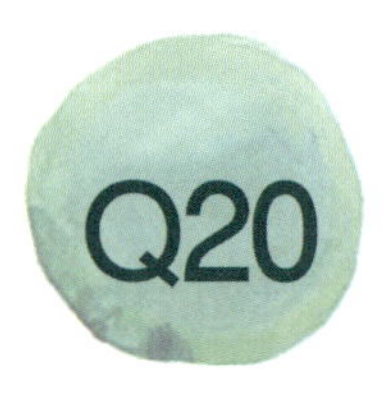

Q20 천식 어린이에게는
어떤 실내 환경이 좋은가요?

천식의 원인 즉 알레르기 원인물질로 잘 알려진 것으로는 집먼지진드기, 꽃가루, 곰팡이, 애완동물의 털과 비듬, 바퀴벌레 등이 있습니다. 그러므로 천식 아동의 방은 이 알레르기 원인물질들이 가능한 한 없는 환경으로 만들어 주어야 합니다.

햇볕이 잘 들고 환풍이 잘되는 방이 좋습니다. 방 안에 햇볕이 잘 들고 통풍이 잘되면 습도가 내려가도 먼지가 방 안에 쌓이기 어렵게 되지요. 이런 환경에서는 집먼지진드기가 살기 어려운데 왜냐하면 집먼지진드기는 사람의 비듬 등을 먹이로 하여 온도 25℃, 습도 70% 이상의 따뜻하고 습한 곳에서 잘 자라는 습성을 가지고 있기 때문입니다. 또 집먼지진드기는 집 안의 어느 곳에서나 살 수 있지만 특히 천으로 된 소파에 많습니다. 천 소파는 세탁하기가 어려워서 몇 년 동안 계속 사용하기 때문에 집먼지진드기의 소굴이 됩니다. 어린이들은 소파에서 뛰어노는 것을 좋아하므로 그럴 때 천 소파에 있는 먼지나 집먼지진드기를 마시게 됩니다. 꼭 소파를 놓을 필요가 있다면 천 소파 대신 가죽이나 합성피혁 제품이 좋습니다.

그 외에 카펫이나 이부자리 등에도 집먼지진드기가 잔뜩 있기 때문에 가능하면 카펫은 없애고 이부자리는 자주 뜨거운 물(55℃ 이상)에 통째로 빨아서 말리는 것이 좋습니다.

꽃가루에 알레르기가 있는 경우에는 꽃가루가 날리는 계절 동안에는 창문을 밀폐하여 외부에서 방으로 꽃가루가 날아들어오지 않도록 주의해야 합니다.

곰팡이도 잊어서는 안 될 중요한 알레르기 원인물질입니다. 잘 아시다시피 곰팡이는 습한 곳에서 번식하므로 책상이나 옷장 뒷면과 같이 곰팡이가 자라기 쉬운 곳을 잘 살펴보아야 하고 습도를 낮추어 번식을 막아야 합니다. 맑은 날에 창문을 완전히 열어서 환기시키는 것만으로도 습도는 꽤 내려갑니다. 비오는 날에는 제습기를 사용하는 것도 좋은 방법이 되겠지요. 제습을 하면 곰팡이가 생기기 어렵습니다. 실내에서 개, 고양이 등의 애완동물을 키우지 않도록 하고 바퀴벌레와 같은 해충이 번식하지 않도록 해야 합니다.

이사를 하는 경우, 이사 갈 집을 충분히 조사해 본 다음에 입주하는 편이 좋습니다. 특히 어린이방은 정성스럽고 꼼꼼하게 살펴보아야 합니다. 예를 들면 햇볕이 잘 들고 바람이 잘 통하는지, 전에 살던 사람이 애완동물을 기르지는 않았는지(동물이 없어졌다 해도 그 동물의 털이나 비듬, 체액 같은 것이 오랫동안 남아 있을 수 있다) 등을 살펴보아야 하겠습니다. 또한 청소·페인트칠·도배 등이 끝나고 냄새가 없어진 후 입주하는 것이 좋으며, 이사할 때 나는 먼지를 피하기 위해 천식 어린이는 다른 장소에 있어야 하는 것도 꼭 기억해 두어야 할 사항입니다.

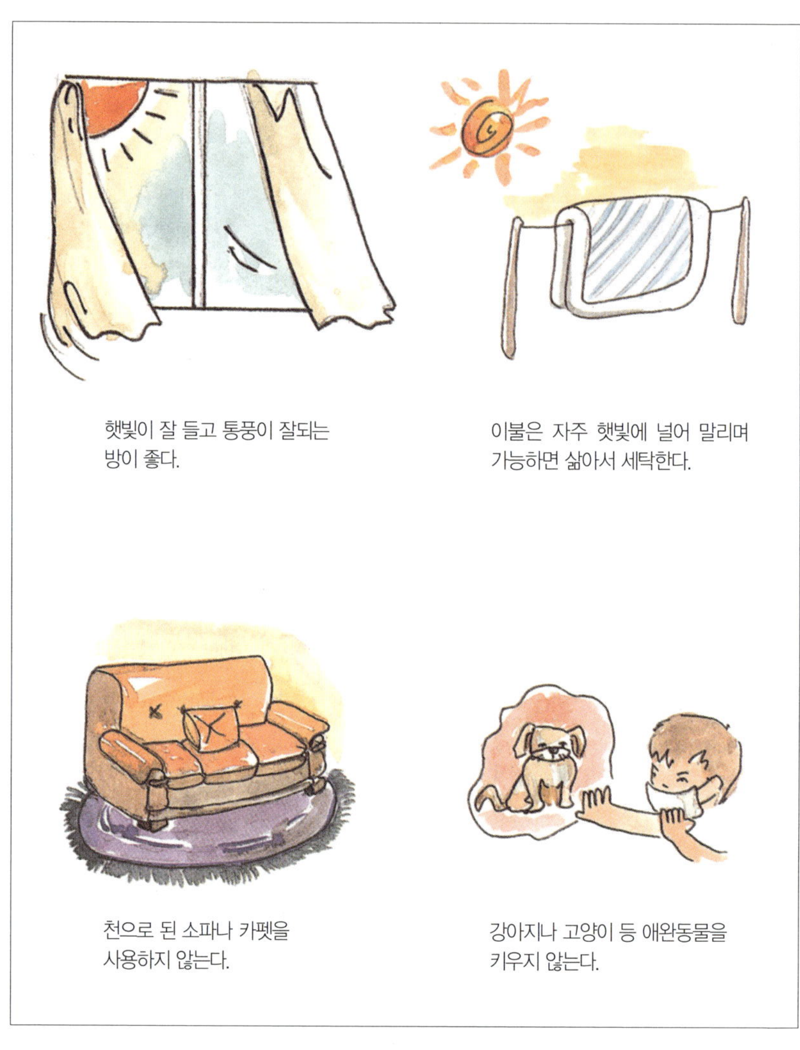

기관지천식이 있는 어린이에게 좋은 실내 환경(1)

 어린이 알레르기를 이겨내는 101가지 지혜

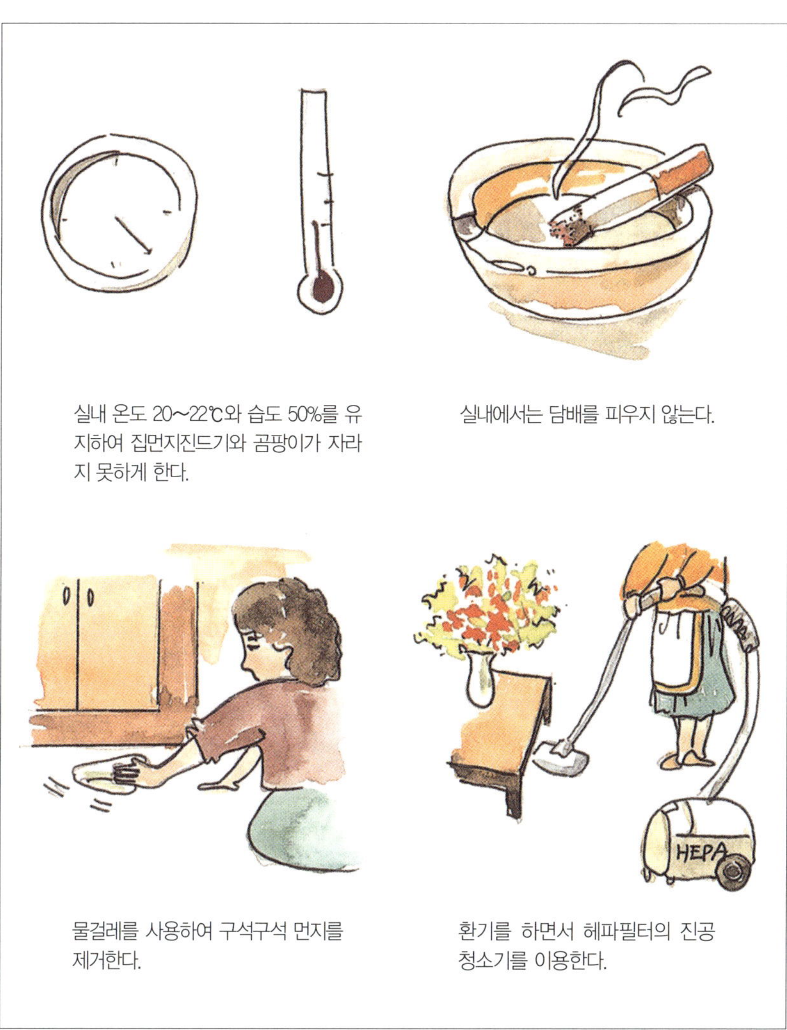

실내 온도 20~22℃와 습도 50%를 유
지하여 집먼지진드기와 곰팡이가 자라
지 못하게 한다.

실내에서는 담배를 피우지 않는다.

물걸레를 사용하여 구석구석 먼지를
제거한다.

환기를 하면서 헤파필터의 진공
청소기를 이용한다.

기관지천식이 있는 어린이에게 좋은 실내 환경(2)

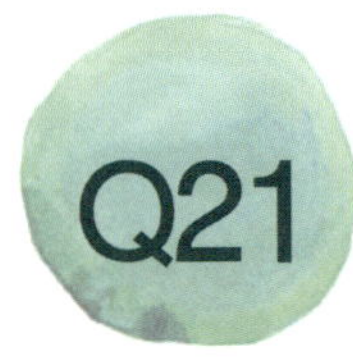

Q21 가습기나 냉난방기, 공기청정기를 사용하는 것이 천식에 도움이 되나요?

온도와 습도는 우리 몸에서 호흡기의 기능을 정상적으로 유지시키는 데 매우 중요하지요. 그런데 적절한 실내 온도와 습도를 결정할 때 어려운 점은 호흡기에 적당한 온도와 습도는 알레르기의 주범이라고 할 수 있는 집먼지진드기의 번식에도 적당하다는 것입니다. 실내 온도와 습도를 낮추면 호흡기에 좋지 않고, 높이면 집먼지진드기가 잘 자라서 걱정이 됩니다. 따라서 천식 어린이에게 적당한 실내 온도와 습도는 실내 온도 20~22℃, 습도 50%를 유지하는 것이 가장 바람직합니다.

온도와 습도를 조절하는 가전제품들을 하나씩 살펴봅시다. 먼저 가습기를 사용할 때 찬바람을 직접 쐬는 것은 천식 어린이에게 좋지 않습니다. 왜냐하면 가습기에서 나오는 찬 공기가 기관지를 자극하여 천식 증상을 유발할 수 있기 때문이지요. 또한 가습기 사용으로 습도가 높아져 곰팡이나 집먼지진드기가 잘 자랄 수도 있으며, 가습기를 자주 깨끗이 청소하지 않으면 세균 오염과 곰팡이 포자가 번식할 수 있는 문제가 생길 수 있습니다.

다음은 에어컨 사용입니다. 습하고 더울 때 에어컨을 사용하면 실외의 알레르기 원인물질이 집 안으로 들어오는 것을 막을 수 있고 습도 조절

 어린이 알레르기를 이겨내는 101가지 지혜

을 할 수 있습니다. 그러나 주의할 점은 자주 필터를 청소하고 주위에 먼지가 붙지 않도록 유지하여 사용하는 것입니다. 또한 여름에 냉방을 너무 세게 틀어 놓은 방에 들어가면, 급격한 온도 변화로 천식 발작이 유발되는 경우가 있으므로 외부와 실내의 온도 차이는 5℃ 이내로 하는 것이 좋습니다.

겨울에 난로를 사용할 때는 외부와의 온도 차이로 실내에 습기가 차 곰팡이가 잘 생기게 되고 석유난로에서 나오는 가스나 냄새가 기관지에 자극을 줄 수 있습니다. 최근에는 가정에서 난방기로 팬히터를 많이 사용합니다. 이것은 팬을 돌려서 온풍을 내는 구조여서 바람을 뿜어내는 구멍에 먼지가 달라붙기 쉽습니다. 그리고 구멍에서 나오는 바람은 꽤 강해서 실내에 이 먼지들을 떠돌아다니게 합니다. 그러므로 팬히터를 사용할 때에는 꼼꼼하게 기계를 손질하는 것이 중요합니다.

공기청정기의 사용은 공기 중에 떠다니는 먼지, 곰팡이나 담배 연기 등을 제거하는 데에 도움이 됩니다. 특히 냉난방기를 사용할 때, 꽉 닫아 놓은 방 안은 공기가 막혀 있어 더러워지고 여러 알레르기 원인물질들이 떠돌아다닐 수 있습니다. 이 경우에 공기청정기를 사용하면 실내 공기를 어느 정도 맑게 하는 데 도움이 됩니다. 또 이불이나 요를 깔 때 일어나는 먼지로 인해 야간이면 발작이 일어나는 환자는 잠자는 동안 공기청정기, 특히 헤파(HEPA)필터가 장착된 것을 사용하면 좋을 것입니다. 그러나 집먼지진드기류는 무게(분자량)가 있어 오래 부유하지 않기 때문에 실제 집먼지진드기 퇴치에는 큰 도움이 못 됩니다.

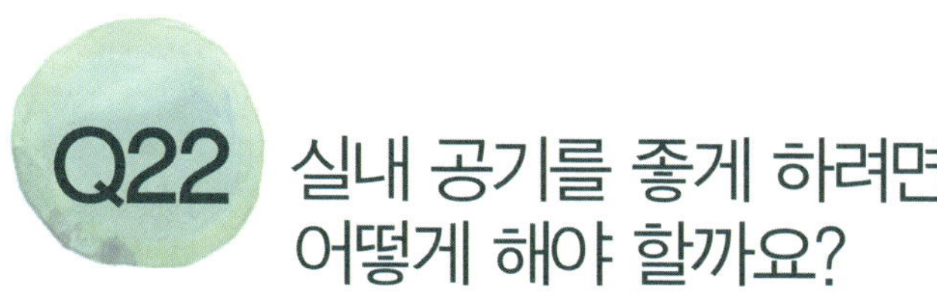

Q22 실내 공기를 좋게 하려면 어떻게 해야 할까요?

이미 말씀드린 것처럼 천식을 포함한 알레르기질환의 예방과 치료에서 가장 중요한 것은 증상을 유발하거나 악화시키는 여러 환경인자를 없애거나 조절하는 것입니다.

7세짜리 한별이의 예를 들어 보겠습니다. 이 어린이는 보통 때는 발작이 거의 일어나지 않는데 봄방학이나 여름방학에 시골의 할아버지댁에 놀러 가면 천식이 일어납니다. 이 어린이의 어머니는 천식 발작의 원인으로서 집먼지진드기나 먼지의 중요성을 충분히 인식하고 있어 집에서는 매우 정성스럽게 청소를 하며 쾌적하고 깨끗한 환경을 만드는 데 마음을 쓰는 어머니였습니다. 그 덕분에 어린이의 발작은 날이 갈수록 수그러들었는데, 시골의 할아버지댁에만 가면 발작이 일어난다는 것입니다. 그래서 할아버지집에 대해 여러 가지로 질문해 보았습니다. 그 집은 지은 지 수십 년 된 오래된 집으로 방이 여러 개 있는데 대부분이 사용하지 않고 닫혀 있었으며 사용하는 방에서는 할아버지가 자주 담배를 피우시곤 하였습니다. 물론 청소도 충분히 하지 않은 곳이 많았다고 합니다. 이 어린이는 할아버지 집이 자기 집과는 달리 넓기 때문에 낮에는 탐험가 기분으로 이 방 저 방을 돌아다니고 밤에는 3세짜리 남동생과 이불 위에서 신나게 놀다가 갔다고 합니다. 할아버지댁은 그 어린이에게는 즐거운 놀이 장소였지만, 천식이라는 측면에서 생각한다면 집먼지진드기와 먼지가 가득 찬 발작이 일어나기 쉬운 위험 지대였던 것이지요.

이 어린이의 예에서 보듯 청소나 환기 및 담배 연기는 천식 발작과 밀접한 관계가 있습니다. 그럼 먼저 청소하는 요령에 대해서 알아봅시다. 청소를 할 때는 빗질이나 마른걸레를 사용하는 것보다는 젖은 걸레를 사용하여 모서리와 틈새에 있는 먼지까지 철저히 닦아 내는 것이 중요합니다. 그리고 청소하는 동안 환자는 다른 장소에 머물러 있게 하여 원인물질에 노출되는 것을 피하도록 하는 것이 바람직합니다. 진공청소기는 집먼지진드기를 포함하여 실내에 있는 알레르기 원인물질의 양을 줄이는 데 도움이 되므로 매일 진공청소기로 청소하는 것을 권장하고 있습니다. 그러나 일반 진공청소기는 빨아들인 먼지를 공기유출부를 통해 실내에 다시 퍼트릴 수 있으므로 공기유출부에 헤파필터나 정전기흡착식 필터가 장착된 청소기를 사용하는 것이 좋습니다. 또한 청소기에서 돌아가는 팬에 의해 바닥에 있던 먼지가 전부 위로 떠오르는데, 일단 먼지가 위로 떠오르면 가라앉는 데 여러 시간이 걸리므로 청소하는 동안 환기를 잘하도록 합니다.

청소 외에도 겨울철 특히 실내에서 난방기구를 사용하거나 새 가구를 구입하거나 집 안에 페인트칠을 한 경우에도 냄새가 없어질 때까지 지속적으로 환기를 시켜야 합니다. 아울러 음식물 조리 시에 환풍기를 사용하는 것도 환기의 한 방법이 되겠지요.

다음으로 담배 연기는 천식 어린이에게 어떤 영향을 줄까요? 한마디로 매우 해롭습니다. 건강한 사람이라도 담배 연기는 기관지를 자극해서 기관지 점막을 상하게 합니다. 더욱이 천식 환자의 기관지는 미미한 자극에도 민감하게 반응하여 발작을 일으키기 쉽습니다. 그러므로 특히 천식 환자는 담배 연기를 들이마시지 않도록 각별히 주의해야 합니다. 아빠가 담배 3대를 피우면 아이가 담배 1대를 피우는 것에 해당된다는 말이 있습니다. 이와 같은 간접흡연이 천식 어린이에게 큰 문제입니다. 따라서 천식 환자 바로 앞에서는 물론이고 집 안에서 담배 피우는 것도 절대 금물입니다. 다른 방이나 멀리 떨어진 곳이라면 되지 않느냐고 말하는 사람이 있을지도 모르지만, 담배 연기가 실내에 배어 그 냄새로 인해 발작이 일어나는 경우도 있습니다. 그러므로 천식 어린이가 있는 집의 가족은 담배를 피우지 않는 것이 좋고, 담배를 피우더라도 절대 실내에서 피워서는 안 됩니다.

우리나라에서도 점차 여성 흡연이 문제가 되는데, 특히 임신 중 산모가 흡연을 하면 태아의 호흡기 발달 장애는 물론이고 신체의 여러 부위에 나쁜 영향을 끼칠 수 있으며, 태어나는 아이에게서 알레르기성 질환이 나타날 가능성이 높아집니다. 따라서 엄마가 될 사람이나 엄마가 된 사람은 담배 피우는 것과는 아예 담을 쌓고 지내야 합니다.

Q23 천식 어린이의 올바른 침구류 선택과 관리법을 알려 주세요.

집먼지진드기는 사람의 비듬을 먹이로 하여 온도 25℃, 습도 70% 이상의 따뜻하고 습한 곳에서 잘 번식하는 습성이 있습니다. 집먼지진드기가 많은 곳은 이불이나 베개, 침대 매트리스, 카펫, 커튼, 천 소파, 봉제 완구, 옷장 등입니다.

알레르기 천식 환자에게 침구류가 중요한 이유는 하루 8시간 이상 잠잘 때 침구를 사용하며, 특히 잠자리를 깔거나 정리할 때 원인물질에 노출됨으로써 증상이 나타나는 경우가 많기 때문입니다. 따라서 천식 환자의 적당한 침구류를 선택하고 관리하는 것은 매우 중요합니다.

이부자리는 두터운 것보다 얇은 것이 좋습니다. 그리고 담요, 양모나 오리털 이불보다는 화학솜 등 물세탁이 가능한 것이 좋습니다. 이불 호청은 집먼지진드기가 투과하지 못하는 특수 폴리에스테르제나 면제품을 권합니다. 베개는 메밀이나 깃털보다는 물세탁이 가능한 화학솜이나 집먼지진드기가 자라지 못하게 하는 특수 소재로 만든 것이 좋습니다. 침대나 매트리스는 가능하면 사용하지 않는 것이 좋으며 부득이하게 꼭 사용하여야 한다면 특수 커버를 씌우든지 얇은 비닐로 싸는 것이 좋습니다.

또한 이부자리를 펴고 갤 때 집먼지진드기가 많이 날릴 수 있으므로 환자는 자리를 펴거나 정리한 뒤 30분 정도 지나고 방에 들어가도록 하고, 이불이나 매트리스 위에서 놀거나 베개를 가지고 장난하지 않도록 하는 것이 좋습니다.

옛날 우리 선조는 세탁을 할 때 끓는 물에 삶고 햇빛에 말리는 물세탁을 하였습니다. 이런 삶는 물세탁 방법이 침구류에도 가장 좋지만 이것은 현실적으로 쉽지 않겠지요. 그러므로 실제적으로는 침구류를 자주 햇빛에 말리고, 55℃ 이상의 뜨거운 물을 사용하여 1~2주에 한 번 정도 세탁하여 4시간 이상 건조시키는 것을 추천합니다. 찬물로 세탁을 하면 겉에 붙어 있는 죽은 집먼지진드기의 부스러기나 배설물 등은 씻겨 내려갈 수 있으나, 살아 있는 집먼지진드기는 강력한 역갈고리와 흡판으로 직물 속에 매달려 있기 때문에 쉽게 제거되지 않습니다. 이런 점에서 세탁 시에 벤질 벤조에이트 0.03% 같은 집먼지진드기 살충제를 첨가하면 집먼지진드기를 효과적으로 사멸시킬 수 있습니다.

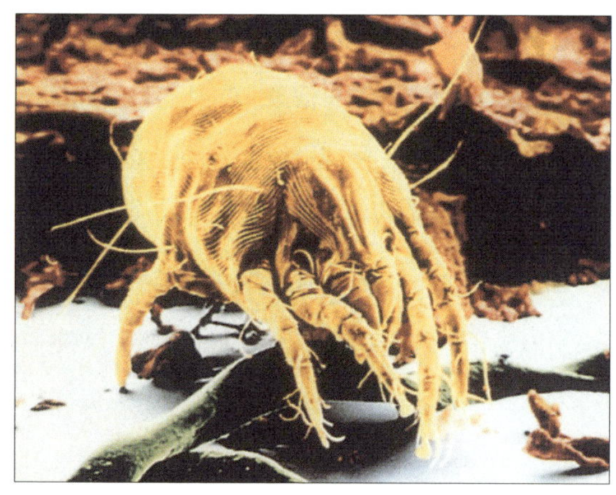

전자현미경으로 본 집먼지진드기

Q24 집먼지진드기를 없애는 방법을 알고 싶어요.

천식 어린이에게 중요한 원인물질로는 집먼지진드기, 곰팡이의 포자 그리고 애완동물의 털, 비듬, 침, 배설물 등에 존재하는 단백질 등이 있다고 앞에서 이야기했습니다. 여기에서는 집먼지진드기를 없애는 방법에 대해서만 언급할까 합니다.

집먼지진드기가 많이 관찰되는 곳은 침실, 거실 그리고 침대 매트리스, 카펫, 두터운 이불이나 커튼, 천 소파, 봉제 완구, 베개, 옷장 등입니다. 집먼지진드기의 양과 질병 발생의 상관성을 살펴보면 집 먼지 1g당 진드기 100마리 이상이면 몸 안에 알레르기 반응이 일어나기 시작하고 500마리 이상이면 증상을 일으킨다고 알려져 있습니다. 이런 집먼지진드기를 제거하기 위해서는 방바닥은 카펫을 깔지 말고 장판이나 리놀륨 등을 사용하는 것이 좋고 빗질이나 마른걸레 청소보다는 물걸레 청소가 바람직하며, 특히 모서리나 틈새를 철저하게 청소하는 것이 중요합니다. 일반 진공청소기로는 카펫 내 집먼지진드기의 30%밖에 제거할 수 없으며 빨아들인 먼지들이 실내에 다시 퍼지게 될 수 있으므로 헤파필터가 부착된 진공청소기를 사용해야 효과적으로 집먼지진드기를 제거할 수 있습니다. 소파의 덮개는 헝겊이나 동물의 털보다는 비닐이나 가죽 등이 바람직하며 침대의 매트리스와 베개, 덮개도 집먼지진드기가 통과하지 못하는 특수 소재로 만든 것을 사용하는 것이 좋습니다. 이불 호청이나 커튼 등은 자주 햇볕에 건조시키고 55℃ 이상의 뜨거운 물세탁을 할 것을 권하고 있습니다. 근래에는 집먼지진드기를 죽일 수 있는 살충제가 개발되어 세탁이 어려운 카펫나 매트리스의 진드기 제거에 사용하기도 합니다. 아카로산(Acarosan) 등의 집먼지진드기 제거약들이 상품화되어 있으므로 그 사용에 대해서 담당 의사와 상의하십시오. 또 이런 살충제의 사용 시 죽은 집먼지진드기 부스러기나 배설물 등은 제거되지 않기 때문에 세척을 함께 하면 좀 더 나은 효과를 기대할 수 있습니다.

"우리 집은 이렇게 깨끗하고 진드기도 눈에 보이지 않는데 집먼지진드기가 문제가 될 수 있나요?"라고 묻는 엄마들을 진료실에서 자주 만나게 됩니다. 물론 문제가 됩니다. 집먼지진드기는 눈에 보이지 않는 아주 작은 생물입니다. 그 크기는 100원짜리 동전의 세종대왕 눈 크기의 10분의 1도 되지 않는 아주 작은 크기로 실내에서 돋보기를 끼고도 쉽게 볼 수 없습니다. 매우 깨끗해 보이는 집에도 이런 집먼지진드기가 많이 살고 있습니다. 실제로 집먼지진드기를 한 마리도 남기지 않고 완전히 제거하는 방법은 아직까지 없습니다. 다만 앞에서 이야기한 바와 같은 증상을 일으키는 숫자 이하, 바람직하게는 알레르기 반응을 일으키기 시작하는 숫자 이하로 줄이는 것은 노력 여하에 따라 가능합니다. 아마 누군가 집먼지진드기를 완전히 소탕하는 방법을 개발한다면 분명 노벨상 후보가 될 수 있을 것입니다.

Q25 천식 어린이에게 음식물이 어떤 영향을 미치나요?

곧 14개월이 되는 박여울 어린이는 계란을 먹고 20여 분이 지나 호흡곤란과 쌕쌕거림이 심해 알레르기 클리닉을 방문하게 되었습니다. 여울이는 엄마 젖을 먹고 자랐는데 여울이 엄마가 평소 워낙 찐 계란을 좋아해서 계란을 즐겨 먹었습니다. 여울이는 5개월에 이유식으로 계란을 처음 먹은 후 급성 두드러기를 경험한 적이 있는데, 그후에도 계란을 먹고 3차례나 두드러기 증세를 보였다고 합니다. 이 아이는 감기 후 몇 차례 쌕쌕거림이 있어 천식 진단을 받은 적이 있지만 계란을 먹고 이런 호흡곤란과 쌕쌕거림 같은 천식 증상이 나타난 것은 처음이었습니다.

또 다른 예들을 소개하겠습니다. 이웃 나라 일본에서 많이 먹는 메밀국수를 우리나라에서도 여름에 별식으로 많이 먹습니다. 그런데 한 어린이는 메밀국수를 먹은 후 심한 천식 증상이 나타났습니다. 서양에서도 메밀빵을 먹고 천식 증상과 비염 증상이 나타나는 경우가 더러 있습니다.

어떤 특정한 음식물을 섭취한 후 구토, 설사, 복통, 두드러기, 천식, 비염, 호흡곤란 등과 같은 증상이 나타날 때 이것을 음식물(식품) 알레르기라고 부릅니다(뒤의 Q80 참고). 이런 음식물 알레르기는 위장관 증상, 두드러기, 피부염 등이 흔히 나타나고 천식이나 비염 증상은 매우 드물게 나타납니다. 천식 어린이에게서 음식물이 원인이 되어 천식 증상이 관찰되는 것은 약 5% 정도로 알려져 있습니다. 여하튼 드물지만 천식 환자에게서 음식물 알레르기에 의해 천식 증상이 나타날 수 있는 것만은 분명하기 때문에, 특정 음식물을 먹고 천식 증상이 나타날 가능성을 항상 염두에 두고 있어야 합니다. 또한 두드러기 같은 알레르기 반응이 후두에 생겼을 때(맥관부종) 위험한 상황이 될 수 있습니다.

서구에서는 계란, 우유, 땅콩, 밀가루 등이 천식을 유발하는 주요 원인 식품으로 알려져 있습니다. 우리나라에서도 우유, 계란, 땅콩 등을 먹고 천식 증상이 나타나는 환자들이 있으며, 이것들 외에도 메밀이나 복숭아 등도 가끔 문제가 되는데, 이런 지역별 차이는 식생활의 습관이나 유전적인 요인들이 관련되는 것으로 추정됩니다. 그런데 식품 그 자체뿐 아니라 식품에 첨가된 방부제나 색소에 의해서도 천식 증상 등이 일어날 수 있기 때문에 진단을 하기 위해서는 자세한 병력(예를 들어 라면의 경우 라면의 상품명까지 정확하게 말한다)이나 알레르기 피부 검사 등이 도움이 되며, 무엇보다 가장 정확하고 중요한 진단 방법은 의심이 되는 식품을 일정 기간 중단하여 증상이 사라지는지를 관찰하고 다시 먹였을 때 증상이 나타나는 것을 확인하는 것입니다.

음식물 알레르기가 확실치 않은데도 짐작으로 천식에 좋지 않다고 생각하는 특정 음식물을 무조건 먹지 못하도록 하는 것은 아이들의 영양 상태를 불량하게 만들어서 성장에도 문제가 될 뿐 아니라 정신 건강에도 문제를 일으킬 수 있습니다.

Q26 정신적·심리적 요인이 천식에 어떠한 영향을 주나요?

천식은 기침, 쌕쌕거림, 가슴 답답함 혹은 숨찬 증상 등이 반복해서 생기는 만성질환이기 때문에, 어린이 당사자의 고통은 물론 부모나 가족에게 정신적·경제적 부담을 주는 질환입니다.

천식 어린이들은 천식 증상을 여러 차례 경험하고 또 언제 그렇게 될지 몰라 평소에 불안한 마음을 가지게 되고 겉으로는 명랑한 것처럼 보여도 심리적으로는 약해져 있고 우울한 경우가 많습니다. 이런 불안과 두려움은 천식 발작을 유발시키고, 천식 발작이 나타나면 불안과 두려움이 더 커지는 악순환을 가져오기도 합니다.

아이들의 심리 상태는 주변 환경, 특히 부모님의 태도와 마음을 써주는 것에 많이 좌우됩니다. 예민하고 순진한 어린이일수록 부모와 가족 관계에 민감하며, 사소한 일에도 상처받기 쉽고 불안감도 더욱 커져서 천식 증상을 악화시킬 수 있습니다. 예를 하나 들어 보겠습니다. 천식 어린이 정지만 군은 부모의 잦은 부부싸움으로 항상 불안한 날을 보냈으며 이로 인해 전보다 발작 횟수가 늘어나고 증상 조절이 잘 안 되곤 했습니다. 마침내 이 환자의 부모는 이혼을 하게 되었고, 그 아버지는 다시 결혼을 하여 지만이는 아버지와 함께 살았습니다. 지만이는 한 달에 두 번씩 친

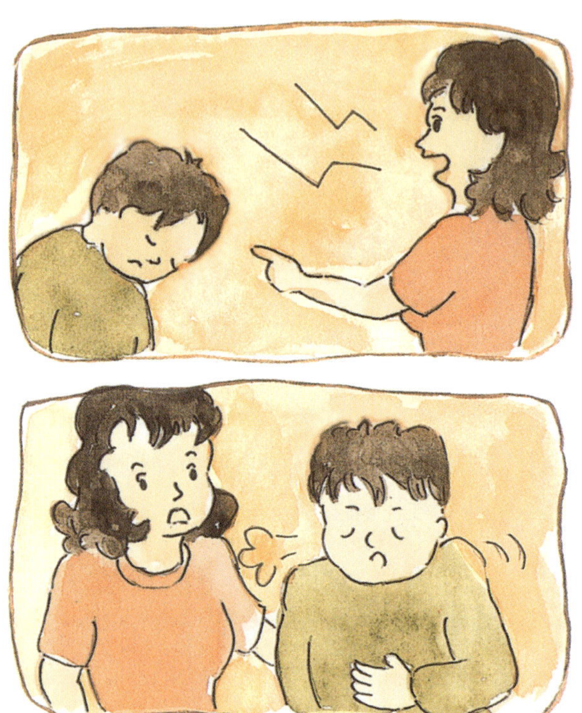

엄마를 만났는데 하루는 사정이 있어 만나기로 한 시간에 친엄마를 못 만나게 되자, 천식 발작이 왔고 어떠한 조치로도 발작이 좋아지지 않는 소위 '천식 지속 상태'가 되었습니다. 결국 지만이의 상태는 친엄마를 만나면서 많이 호전되었습니다. 이런 예에서 보듯이 부모 관계의 악화 또는 가정불화는 아동에게 상처를 주고 불안감을 증폭시키며 천식의 경과에도 나쁜 영향을 줍니다.

천식 발작이 자주 반복되면 생활에 리듬이 깨지고 부모들도 힘들어져 천식 어린이에게 짜증내기 쉽고 함부로 야단치는 경우가 많습니다. 천식

 어린이 알레르기를 이겨내는 101가지 지혜

어린이가 밖에서 친구들과 농구 경기를 하고 들어와 쌕쌕거리고 있으면 '아휴, 그 쌕쌕 소리 이젠 지겹다'라고 말하기도 하고 찬바람을 쐰 후 발작이 오는 아이에게는 '너 때문에 못살겠다'라고 하며 바깥출입을 못하게 야단을 칩니다. 그런데 이렇게 야단맞는 것 자체가 천식 증상을 악화시키는 역할을 합니다.

천식 어린이는 천식 발작 또는 악화로 인하여 또는 병원에 방문 때문에 학교를 자주 결석하게 되고, 학교생활 중 또는 조금만 뛰어놀아도 천식 발작을 일으키게 되니 친구들이 이상하게 생각하기 쉽고, 친구들 사이에서 따돌림을 당하는 경향이 있습니다. 이렇게 친구 사이에서 고립되면 천식 어린이는 천식 자체에 의한 스트레스뿐만 아니라 대인 관계에서 오는 스트레스로 더욱 신경질적이고 자기중심적이며 내성적 성격이 형성되어 학교에 가기 싫어하고 이러한 상황들이 천식 발작을 더 빈번하게 일으키거나 악화시키는 요인이 됩니다.

이렇게 정신적·심리적 문제가 천식의 경과 및 조절에 중요한 요인이 되며 부모를 포함한 가족과의 관계나 친구들과의 관계에 많은 영향을 받게 됩니다. 따라서 천식 어린이에게는 더 많은 칭찬으로 용기를 주고 이 질병도 관리를 잘하면 얼마든지 씩씩한 생활을 할 수 있음을 인식시키고 격려를 아끼지 말아야 합니다.

Q27 천식은 어떻게 치료하나요?

천식의 치료 방법은 크게 환경요법, 약물요법, 면역요법 등의 세 가지로 나눌 수 있습니다.

첫째, 환경요법이란 병력이나 알레르기 검사에서 밝혀진 천식 발작을 일으키는 원인물질인 집먼지진드기, 곰팡이, 바퀴벌레, 동물의 털 혹은 비듬 등이나 주요 유발인자인 바이러스성 호흡기 감염, 운동, 냄새나 연기 같은 자극물질, 찬 공기 같은 자극을 가능한 한 제거 또는 회피하는 것을 말합니다. 이러한 원인물질 및 자극물질을 제거 또는 회피하는 방법은 앞에서 자세히 언급하였으므로(앞의 Q20~24 참고) 여기에서는 생략하도록 하겠습니다.

둘째, 약물요법에 대해 말씀드리지요. 천식에서 기관지가 좁아지는 것은 크게 두 가지 기전으로 일어나는데 하나는 기관지 수축에 의한 것과 다른 하나는 알레르기염증 반응에 의한 것입니다. 약물요법은 이러한 과정을 차단함으로써 천식을 치료하고 예방하는 것이지요. 약물요법에 쓰이는 약제로는 기관지 확장제, 항염증제 및 항알레르기 약제가 있습니다. 기관지 확장제는 기관지가 수축되어 있는(기관지 근육이 오므라든) 상태를 이완시키는(풀어 주는) 약제이며, 항염증제 및 항알레르기 약제는 염증 상태를 개선하여 효과를 나타내는 약제입니다. 이러한 약제들은 투약 방법에 따라 내복약, 주사제, 흡입제로 나눌 수 있습니다. 최근 들어 흡입요법의 장점(뒤의 Q30 참고)이 점차 인식됨에 따라 많은 약제가 흡입제의 형태로 나오고 있습니다. 약물요법에 사용되는 약물은 각각의 작용 경로는 물론이고 효과를 나타내는 데 필요한 기간이 다르고, 저마다 주의사항이나 부작용이 나타날 가능성이 있으므로 의사의 처방에 따라 사용하여야 합니다.

셋째, 면역요법에 대해 말씀드리지요. 알레르기성 천식 환자에게 여러 검사를 하여 원인물질(알레르기 항원)이 밝혀진 경우, 원인물질에 대한 환경요법과 약물요법을 우선적으로 그리고 적극적으로 시행해 봅니다. 그러나 약물치료에 반응이 없거나 반응이 있어도 부작용이 심한 때 또는 원인물질을 피할 수 없는 때에는 면역요법을 고려합니다. 면역요법은 적은 양의 원인물질을 서서히 양을 늘리며 주사하여 체내에 면역 반응의 변화를 일으키는 것입니다(뒤의 Q32 참고). 찬반론이 많으나 일부 환자에게는 효과를 볼 수 있습니다.

이러한 세 가지 치료 방법은 환자에 따라 또는 시기에 따라 따로따로 시행하는 것이 아니고 항상 병행하는 것입니다. 예를 들어 맨 처음 알레르기성 천식으로 진단받고 환경요법에 신경을 쓰다가 약물요법에 의해 증상 조절이 되면서부터는 환경요법을 소홀히 하는 경우가 많은데, 이는 잘못입니다. 또한 면역요법을 받고 있는 동안에도 환경 조절에 노력해야 하며, 필요시 약물요법을 병행해야 합니다.

Q28 기관지 확장제란 어떤 약인가요?

천식의 증상은 다양한 원인에 의하여 기관지가 수축되고 (기관지 근육이 오므라들고) 염증으로 점막이 붓고 분비물이 차서, 기관지가 좁아진 상태에서 일어납니다. 기관지 확장제는 이 중에서 기관지 수축 상태를 이완시켜(오므라든 기관지 근육을 풀어 주어) 천식의 증상을 가볍게 하거나 없애는 약제입니다. 가벼운 증상에는 기관지 확장제를 일시적으로 투여하는 것만으로도 충분할 수 있으나, 증상이 지속되거나 자주 반복되는 경우 또한 심한 경우에는 기관지 확장제만으로는 치료가 어렵습니다. 원칙적으로 기관지 확장제는 필요할 때, 즉 증상이 있는 상태에서 일시적으로 사용하는 약제입니다.

기관지 확장제의 종류에는 교감신경 자극제(베타자극제)와 산틴제(테오필린, 아미노필린)가 있고 부교감신경 차단제가 사용되기도 합니다. 교감신경 자극제는 기관지 확장제 중 가장 많이 사용되는 약물로 내복약(먹는 약), 흡입제(정량식 흡입기·분말흡입기·네뷸라이저용 용액), 주사제가 있습니다. 과거에는 교감신경 자극제를 내복약으로 투여하는 경우가 많았지만, 최근에는 흡입제가 널리 사용되고 있습니다. 또한 작용 시간이 짧은 것(속효성)과 긴 것(지속성)이 있어 천식의 심한 정도와 급성 발작 또는 만성 지속성에 따라서 적절한 약물을 선택하여야 합니다. 예를 들어 급성 천식 발작이 생겼을 때 속효성 대신 지속성 교감신경 자극제를 사용해서는 안 됩니다. 교감신경 자극제를 사용할 때 간혹 가슴이 두근거린다든지 속이 떨리는 경우가 있지만, 장기적으로는 크게 문제가 되지는 않습니다. 종종 교감신경 자극제에 너무 의존하여 부모가 아이에게 무분별하게 흡입을 시킨다든지, 사춘기의 환자에서 자주 보는 현상입니다만 환자 자신이 지나치게 많이 흡입하는 경우가 있습니다. 이렇게 되면 흡입 후 당장은 효과를 어느 정도 보지만 약제에 대한 내성이 생겨(약이 점차 듣지 않는다는 뜻이다) 점차 많은 양을 필요로 하고, 결국에는 장기적으로 '기관지 과민성'을 증가시킬 수 있어서 천식 자체가 나빠질 수도 있습니다. 따라서 1주일에 4회 이상 교감신경 자극제가 필요한 경우에는 전문의와 상의하여 항염증제 등을 추가로 투약받아야 합니다.

산탄제는 경구용과 주사제가 있습니다. 산틴제의 기관지 확장 효과는 일정한 혈중농도가 유지되어야 하며 적정 용량은 개인차가 심하므로 반드시 전문 의사의 지시에 따라 사용하여야 합니다.

부교감신경 차단제는 흡입제의 형태로 있습니다. 단독으로 사용하는 경우는 드물고 교감신경 자극제와 함께 사용하여 기관지 확장 효과의 상승을 기대할 수 있습니다.

Q29 항염증제제란 무엇인가요?

앞에서도 설명한 바와 같이 천식은 기관지에 염증이 기본으로 깔려 있어서 시시때때로 기관지가 좁아지며, 여기에 기관지 수축이 가세하고 염증 상태가 달아오르면 천식 발작과 같은 심한 상태가 되는 병입니다. 따라서 염증 상태를 가라앉히는 항염증제가 천식 치료에서 매우 중요한 역할을 하게 되는 것입니다. 때에 따라 염증 상태가 달아오르면 때 이를 가라앉히기 위해 일시적으로 사용하기도 하지만, 원칙적으로 항염증제는 장기간에 걸쳐 꾸준히 규칙적으로 사용하는 것입니다. 왜냐하면 천식에서 염증 상태는 있다가 없어지는 일시적인 것이 아니라 항상 어느 정도 존속하기 때문입니다. 다시 말해 항염증제는 증상이 있을 때 이를 완화시키는 목적보다는 장기적인 천식의 조절에 필요한 약제입니다. 그러므로 증상이 없는 동안에도 꾸준히 규칙적으로 사용하여야 하며, 이렇게 함으로써 천식 발작의 예방은 물론 장기적으로 천식의 경과를 좋게 하며, 기관지 손상을 막고 폐 기능을 정상으로 유지시킬 수 있는 것입니다.

항염증제는 스테로이드제와 비스테로이드제로 나눌 수 있습니다. 스테로이드는 오래전부터 우리 몸의 염증을 가라앉히는 데 탁월한 약으로 알

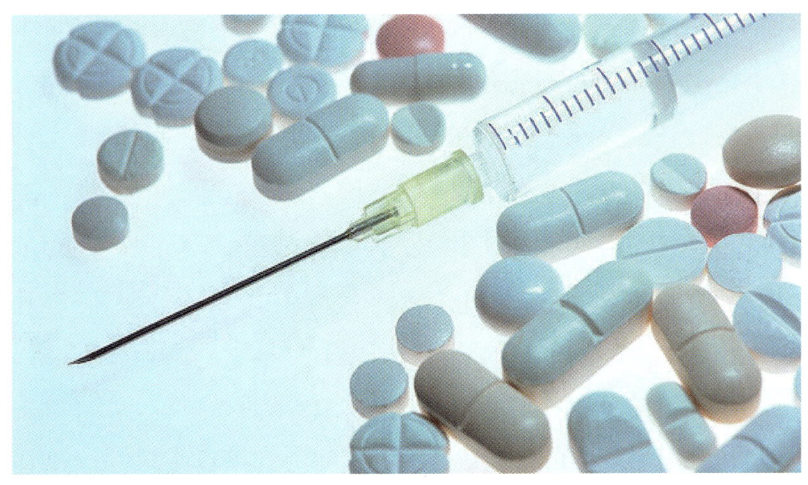

려져 왔으며, 실제로 신장병을 비롯할 여러 염증성 질환에 우수한 효과를 나타내고 있습니다. 천식에서도 스테로이드를 사용하여 왔는데, 문제는 먹는 약이나 주사제는 부작용이 너무 많다는 것입니다. 혹시 주위에서 신장병을 앓고 있는 사람 중 치료하면서 얼굴이 달덩이처럼 부어오르고, 식욕이 왕성해지고, 털이 많이 나고, 사지는 마른 사람을 보셨을 것입니다. 이와 같은 외모뿐만 아니라 먹거나 주사하는 스테로이드는 우리 몸의 정상적인 기능을 많이 해치는 부작용이 있습니다. 그러나 흡입제가 개발되면서 이런 걱정은 없어졌습니다. 즉 흡입용 스테로이드제는 오랫동안 사용해도 심각한 부작용 없이 기관지염증을 가라앉히는 데 효과적인 약제입니다.

'우리 아이가 흡입용 스테로이드제를 오랫동안 쓰고 있는데 자라는 데는 이상이 없겠습니까?' '스테로이드제를 오랫동안 사용하면 균에 대한 저항력이 약해져서 감기에 잘 걸린다는데…….' 가끔 매스컴에서 스테로이드의 부작용에 관한 기사를 접하고 이런 걱정을 하는 부모가 많습니다. 그러나 전문 의사의 처방에 따라 환자에 적절한 최소한의 용량으로 흡입용 스테로이드를 사용한다면 크게 우려하지 않아도 됩니다. 실례로 이런 부작용을 과대평가하고, 흡입용 스테로이드가 필요한데도 이를 거부하고 한방이나 민간요법 등 검증되지 않은 '치료'를 하면서 부작용이 나타나고 성장이 잘 안 되던 천식 환자가, 흡입용 스테로이드를 사용하면서 부작용 없이 성장 속도를 따라잡았던 경우가 많습니다.

비스테로이드 항염증제에는 대표적으로 크로몰린 소디움(인탈)과 네도크로밀(틸레이드)이 흡입제의 형태로 있습니다. 크로몰린과 네도크로밀은 효과 면에서는 스테로이드보다 조금 약하지만 부작용이 거의 없어 어린이에게 안전하게 사용할 수 있습니다. 이 약제들은 효과가 즉시 나타나는 것이 아니고 최소한 약 4~6주 이상 흡입하여야 충분한 효과를 볼 수 있는 것으로 알려져 있습니다.

그 외에 엄밀한 의미에서 항염증제는 아니지만, 소위 알레르기 예방약으로 불리는 항알레르기제가 있습니다. 이 약제들은 항히스타민제의 일종으로 장기간 사용함으로써 알레르기염증 반응을 다소 완화시킬 수 있고 천식 발작의 빈도를 다소 줄일 수 있습니다. 먹는 약이므로 특히 흡입제 사용이 어려운 어린아이에게 간편하게 사용할 수 있다는 장점이 있으며, 또한 천식에 동반하여 여러 가지 알레르기성 질환 있는 경우(앞의 Q4 참고), 먹는 약이기 때문에 신체의 여러 곳에 함께 작용할 수 있다는 점에서 효용가치가 있습니다. 이런 약제로 흔히 알려진 것이 자디텐, 리자벤, 지르텍, 아젭틴, 알레그라, 클라리틴 등이 있습니다. 이 약들도 역시 적어도 6~12주 투약한 후에 효과를 기대할 수 있습니다.

　이상에서 언급한 세 종류의 약제는 소위 '예방적 치료'에 해당하는 약제입니다. 즉 치료를 하면서 예방도 한다는 것입니다. 따라서 장기간 꾸준히 규칙적으로 사용해야 효과를 충분히 볼 수 있습니다. 간혹 "며칠 간 이 약을 쓰지 않았는데 아이가 아무렇지 않던데요"라고 의기양양하게 이야기하는 엄마가 있습니다. 이것은 하나는 알고 둘은 모르는 이야기입니다. 기관지염증은 지속적으로 가라앉히지 않으면, 당장은 괜찮을 수 있지만 염증 상태가 서서히 달아올라 몇 주 후에는 천식 발작이 나타나기도 하고, 가라앉지 않은 염증 상태로 인해 장기적인 후유증(뒤의 Q34 참고)을 보일 수 있기 때문입니다.

Q30 흡입요법에 대해 알고 싶어요.

흡입요법이란 기도 속으로 직접 약물을 투여하는 방법으로 천식이 일어난 기관지에 직접 작용하여 빠르고 확실한 효과를 얻을 수가 있으며, 먹는 약 또는 주사제로 투약하는 것보다 훨씬 적은 양을 사용할 수 있고 부작용이 적다는 이점이 있습니다.

먹는 약이나 주사제는 흡수된 약물이 온몸 구석구석 퍼지게 되어 필요 없는 부분에까지 영향을 미칠 수 있으나, 흡입요법은 꼭 필요한 결병 부위 즉 기관지에 약물이 집중 투여되므로 훨씬 적은 양으로 다른 부위에 부작용 없이 효과를 나타낼 수 있습니다. 마치 우리가 피부에 종기가 났을 때 먹는 약이나 주사제 대신 피부에 바르는 약으로 종기를 치료하는 것과 같습니다.

그러나 흡입요법은 투약하는 단계에서 먹는 약이나 주사제보다 불리합니다. 왜냐하면 약을 먹거나 주사를 맞으면 우리 몸이 자동으로 흡수하는 과정을 수행하지만, 흡입은 환자의 노력에 의해 좌우되는 부분이 많기 때문입니다. 예를 들어 정량식 흡입기는 약제가 분출되는 순간과 숨을 깊이 들이마시기 시작하는 순간을 일치시켜야 하는데, 이런 점을 지키지 못하면 약제는 바깥 공기로 날아가 버리든지 기관지로 흡입이 되지 않고

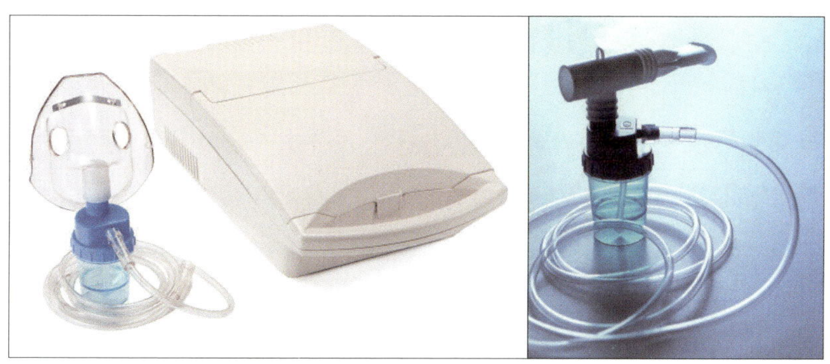

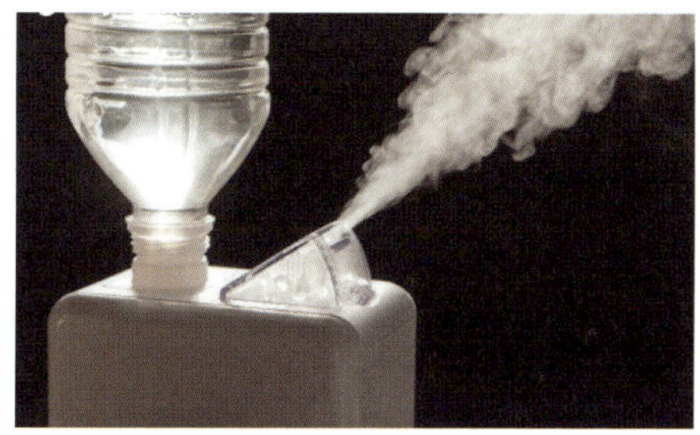

가정용 연무기(네뷸라이저)와 초음파 가습기

입안이나 목 주위에 들러붙어서 기대하는 효과를 충분히 보지 못하게 됩니다. 따라서 환자의 연령과 흡입기 사용 능력에 따라 적절한 기구를 선택해야 하며 사용 방법을 잘 익히고, 이를 의사나 보호자가 점검해야 합니다. 바람직하게는 약제를 흡입할 때 보호자가 이를 지켜보면서 잘못된 점을 교정해 주고, 병원에 갈 때 의사 선생님 앞에서 시험해 보는 것이 좋습니다.

이와 같은 흡입기구의 불리하고 까다로운 점은 연무기(네뷸라이저)를 사용함으로써 극복할 수 있습니다. 따라서 말귀를 알아듣지 못하는 2~4세 이하의 어린이에게는 연무기를 추천하게 되는 것입니다. 그러나 연무기는 기구 자체가 상당히 비싸고, 여러 가지 불편한 점이 있고(뒤의 Q31 참고), 연무기를 이용하여 쓸 수 있는 약제도 다양하지 않습니다. 그러므로 정량식 흡입기나 분말식 흡입기 같은 간단한 기구를 사용하여 효과를 볼 수 있는 환자가 연무기를 사용한다면 낭비이고 사치가 아닐까 생각합니다.

'연무기 대용으로 초음파 가습기를 이용하여 천식 약물을 사용할 수 있습니까?'라고 묻는 어머니들이 있습니다. 흡입약이 말초기관지까지 들어가려면 크기가 1mm의 200분의 1 이하로 아주 작아야 합니다. 흡입기구나 연무기에서 나오는 약제의 입자는 이같이 작은 크기입니다. 그런데 가정에서 사용하는 초음파 가습기에서 배출되는 물방울 크기는 보통 이것의 5~6배나 되기 때문에 목이나 기도 상부에서 걸리게 됩니다. 따라서 초음파 가습기는 감기나 후두염 등 상부기도 질환에서 수분을 공급하여 증상의 호전에 도움을 줄 수 있으나, 천식과 같은 하부기관지의 질환에서 약물 투여의 목적으로는 사용할 수가 없습니다.

 어린이 알레르기를 이겨내는 101가지 지혜

Q31 흡입기구의 종류와 사용법을 알고 싶어요.

흡입기구의 종류에는 흡입하는 방법에 따라 정량식 흡입기(MDI), 분말흡입기(DPI), 연무기(네뷸라이저)가 있습니다.

정량식 흡입기는 통 속에 약물과 추진제가 함께 들어 있으며, 추진제로는 프레온가스가 주로 쓰입니다. 추진제가 폭발적으로 증발하면서 약물을 미립자 형태로 부수어 빠른 속도로 밖으로 나오게 하는데, 이 분사되어 나오는 약을 마시는 것입니다. 약물이 밖으로 나올 때 약물 입자의 속도가 빠르므로 약물의 상당 부분이 입안과 목 안에 들러붙게 됩니다. 그러므로 약물이 작은 기관지까지 들어갈 수 있도록 하기 위해서는 흡입기구 작동과 동시에 숨을 천천히 깊게 들이마셔야 합니다. 정량식 흡입기를 효과적으로 쓰는 방법은 우선 약통을 3~4번 흔든 다음, 숨을 끝까지 내쉰 상태에서 흡입기를 입에 물고 약통을 누르면서 숨을 천천히 깊게 들이마십니다. 가능하면 숨을 깊게 들이마신 상태에서 5~10초 동안 숨을 참아야 합니다. 기관지 확장제의 경우는 한 번 흡입하고 잠시 후에 한 번 더 흡입하면, 첫 번째 흡입으로 상부기관지가 열리고 두 번째 흡입으로 더 아래쪽의 작은 기관지까지 약물이 많이 들어갈 수가 있습니다. 정량식 흡입기의 큰 단점은 흡입 방법을 반복해서 교육해도 일부 어린이 환자는 제대로 흡입하지 못하는 경우가 있다는 것입니다. 이러한 단점을 보완하기 위해서 흡입 보조기구(스페이서)를 부착하여 사용하기도 합니다. 스페이서는 정량식 흡입기 사용 시 약이 나오는 시간과 약을 들이마시는 것을 일치시키기 어려운 6세 미만의 어린이들에게 약물을 효과적으로 투여하기 위하여 내뿜은 약을 통 안에 잠시 가두었다가 천천히 들이마실 수 있도록 만든 흡입 보조기구입니다.

분말흡입기는 환자의 자발적 흡입에 의해 약물이 배출되도록 고안된 기구입니다. 정량식 흡입기에서 가장 흔히 볼 수 있는 문제점인 기구 작동과 흡입 시간을 맞추지 못하는 것을 극복할 수 있는 장점이 있고 프레온가스 같은 추진제가 없습니다. 터부헬러·디스크헬러·디스커스 등의 형태로 시판되고 있으며, 효과 면에서 정량식 흡입기와 비슷하나 사용 방법이 다소 간단하여 정량식 흡입기의 사용이 힘든 경우에도 사용이 가능합니다. 그러나 분말이기 때문에 습기가 많은 곳에서 보관해서는 안 되고 스페이서를 부착해서 사용할 수 없다는 단점이 있습니다.

연무기는 모터를 이용하여 약물을 안개같이 뿜어내는 기구로 정량식 또는 분말흡입기의 사용이 어려운 어린아이도 사용할 수 있는 흡입요법 기구입니다. 즉 약물 입자가 나오는 입구에 입을 대거나 마스크를 하고 평상(보통)호흡을 하고 있으면 약물이 기관지에까지 들어가는 것입니다. 이것은 정량식 흡입기나 분말흡입기에서와 같이 환자의 노력이 필요 없는 장점이 있으나, 기구가 비싸고 전기를 사용하여야 하며 사용 후 기구를 소독하여야 하는 불편함이 있고 휴대하기가 쉽지 않다는 단점이 있습니다.

이러한 기구들은 환자의 나이와 흡입 능력에 따라 적절히 선택하여야

 어린이 알레르기를 이겨내는 101가지 지혜

하므로 반드시 소아 알레르기 전문 의사와 의논하여 기구를 선택하고 사용 방법도 병원에서 충분히 배우고 익혀서 사용하여야 합니다.

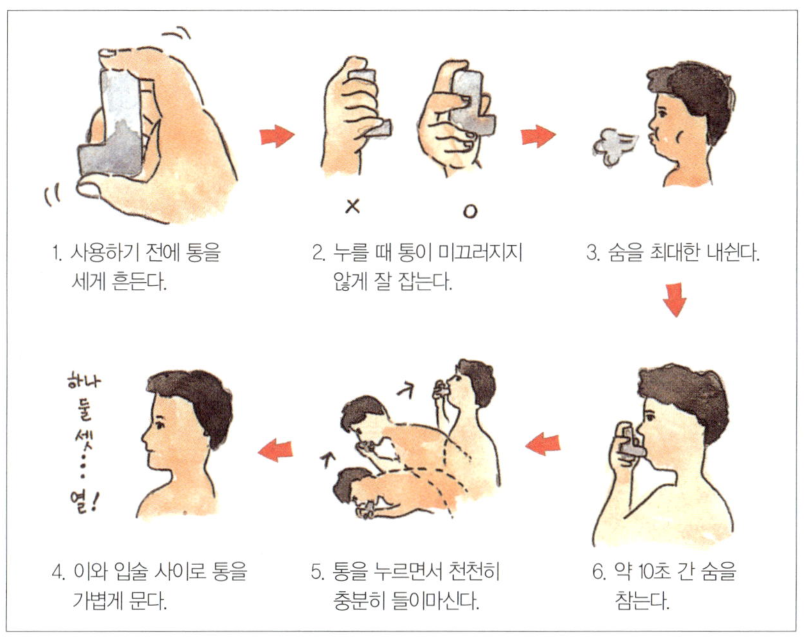

정량식 흡입기의 올바른 사용법

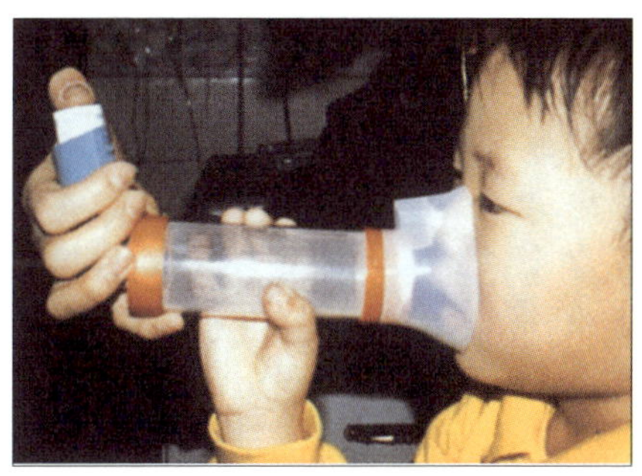

스페이서 사용법

흔히 사용되는 흡입약제의 종류와 명칭

종류	성분명	상품명	흡입기구
속효형 교감신경 자극제	페노테롤	베로텍 흡입용액	연무기용
	살부타몰	벤토린 인헬러	정량식 흡입기
		벤토린 흡입용액	연무기용
	터뷰탈린	브리카닐 터뷰헬러	분말흡입기
		브리카닐 레스퓰	연무기용
지속성 교감신경 자극제	포모테롤	옥시스 터뷰헬러	분말흡입기
	살메테롤	세레벤트 인헬러	정량식 흡입기
		세레벤트 디스커스	분말흡입기
부교감신경 차단제	이프라트로피움	아트로벤트 에어로솔	정량식 흡입기
비스테로이드 항염증제	크로몰린	인탈 에어로솔	정량식 흡입기
		인탈 흡입용액	연무기용
	네도크로밀	틸레이드 에어로솔	정량식 흡입기
스테로이드 항염증제	부데소나이드	풀미코트 터뷰헬러	분말흡입기
		풀미코트 에어로솔	정량식 흡입기
		풀미코트 러스퓰	연무기용
	플루티카손	후릭소타이드 인헬러	정량식 흡입기
		후릭소타이드 디스커스	분말흡입기
	트리암시놀론	아스마코트 흡입제	정량식 흡입기
	베클로메타존	베코타이드 흡입제	정량식 흡입기
		베코디스크	분말흡입기

 어린이 알레르기를 이겨내는 101가지 지혜

Q32 면역요법이란 어떤 치료법인가요?

　　면역요법(탈감작요법)이란 천식이나 비염 환자에게 주로 실시하는 원인적인 치료 방법입니다.

　　면역요법은 천식이나 비염의 치료 시 천식이나 비염을 일으키는 원인물질(알레르기 항원)을 없앨 수만 있으면 두 질환을 치료할 수 있지만, 실제 원인 제거가 거의 불가능한 경우 그 원인물질을 매우 소량씩 낮은 농도부터 서서히 양을 늘려 가며 주입함으로써 환자 몸에서 이를 이겨낼 수 있는 면역력을 얻도록 하는 보다 적극적인 치료 방법입니다.

　　마치 우리가 어릴 때 받은 소아마비나 홍역 백신 같은 예방접종이 병원균을 약독화하여 투여함으로써 소아마비나 홍역 병원균에 대한 저항력을 키우는 원리와 같은 것입니다. 그러나 일반적인 예방접종은 서너 차례 예방접종으로 면역력을 얻을 수 있으나, 이 알레르기 항원 예방접종은 약 3~5년이라는 상당히 긴 시간 실시해야 합니다. 따라서 면역요법의 실시는 일반적인 치료법인 환경 관리로 원인 제거 방법이 어려운 경우나 약물요법이 잘 듣지 않는 경우이며, 알레르기 검사에서 양성반응을 나타낸 항원이 도저히 피할 수 없는 항원으로 확인되었을 때 실시하며 면역요법을 시행하더라도 환경요법과 약물요법을 병행해야 하는 경우가 많습니다.

적합한 면역요법 시행으로 증상이 상당히 호전될 수 있기도 하지만 이러한 치료에도 불구하고 크게 효과를 보지 못하기도 하는데, 이는 천식이나 비염이 다인자성 질환이기 때문입니다.

간혹 면역주사 후 주사 부위가 부어오르거나 붉게 변하는 국소 피부 반응이 올 수 있으나, 대부분은 별문제가 되지 않습니다. 그러나 아주 드물게 천식 발작을 일으킬 수 있고 혈관성 부종, 저혈압, 쇼크 등의 심각한 전신성 부작용이 일어날 수 있으므로 주사 후 약 30분에서 1시간 동안 관찰을 해야 하며 부작용이 나타나면 응급치료가 필요하기 때문에 경험이 많은 소아 알레르기 전문의에게 치료를 받아야 합니다.

Q33 천식약은 오래 써야 하나요?

천식은 만성질환이므로 오랫동안 꾸준히 치료하고 관리하여야 되는 병입니다.

남영진 군은 기관지천식으로 2년째 치료받고 있는 아이입니다. 영진이 엄마는 처음에는 호흡곤란과 쌕쌕거림 등이 너무 심해 무슨 치료든지 받겠다고 결심하여 담당 의사의 치료에 잘 따라왔으나, 점점 증상이 개선되고 발작의 간격이 뜸해지자 생각이 바뀌었습니다. 담당 의사는 증상이 없더라도 지속적으로 치료받아야 한다고 설명하였습니다. 그러자 영진이의 부모는 '천식 약을 이렇게 오래 쓰면 부작용이 생긴다고 들었는데 혹시 우리 아이의 성장에 지장이 없을까?' 하는 걱정이 들었습니다. 더욱이 요즘은 증상도 별로 없고 해서 당분간 안 쓴다고 무슨 일이 있겠나 싶어 투약을 중단하였습니다. 대신 할머니가 강요하는 한약과 민간요법을 사용하기로 하였습니다. 그러나 얼마 후 영진이는 쌕쌕거림과 호흡곤란이 심해져 다시 병원에서 천식 치료를 시작하게 되었습니다.

천식의 치료 약물은 전문 의사의 지시에 따라 적절한 용량과 충분한 기간을 사용하여야 합니다. 영진이의 경우와 같이 임의로 치료를 중단하면 잘 조절되던 천식이 다시 악화되어 치료 기간이 연장되고 약물의 종류와 양도 많이 필요해져 시간적·경제적 손실은 물론 장기적으로는 기관지 손상 등 후유증을 초래할 수도 있습니다.

많은 부모님이 천식 약물을 장기간 투여함으로써 위장장애나 성장 장애를 걱정합니다만 최근 개발된 많은 약제, 특히 흡입 약제들은 이러한 부작용이 거의 없는 것으로 알려져 있습니다. 더욱이 소아 알레르기 전문의의 지시에 따라 적절한 약물을 선택하여 올바로 사용한다면 염려하지 않아도 됩니다.

간혹 장기간 약물 투여로 인한 부작용을 우려하거나 기대하는 효과가 단시간에 나오지 않는다고 한약이나 민간요법에 기대는 것은 극히 염려되는 바입니다. 왜냐하면 약 성분을 확실히 모르기 때문에 간이나 신경계통에 독성을 초래할 우려가 있고, 충분히 정제되지 않아 성장기에 있는 어린이들에게는 체중에 따른 적절한 용량 자체를 정할 수 없으며, 가장 중요한 이유는 과학적 근거나 객관성의 부족으로 그 효과를 예측할 수 없다는 것입니다.

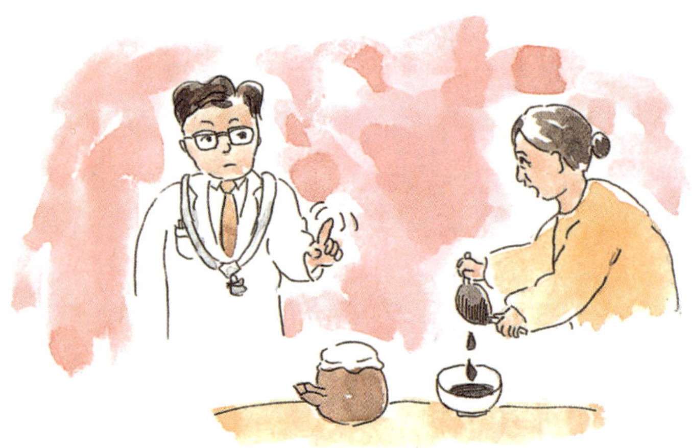

Q34 천식을 제대로 치료하지 않으면 나중에 어떤 문제가 생기나요?

어떤 부모들은 천식 증상이 나타나면 치료하면 되는 것이지 증상도 나타나지 않는데 구태여 왜 귀찮게 매일 약물을 투여하느냐고 반문할지 모릅니다. 그러나 심한 천식 발작을 경험해 본 부모들은 왜 증상이 없는데도 치료를 해야 하는지 수긍할 수 있을 것입니다. 즉 심한 천식 발작 시에는 환자의 고통이 심하고, 금방 증상이 악화되는 발작이 언제 생길지 알 수 없어 불안하고, 천식 발작은 여러 가지 치료에도 증상이 쉽게 가라앉지 않는 경우도 많습니다. 따라서 천식 환자 모두에게 예방적 치료를 하지는 않지만, 심한 천식 발작이 일어날 것으로 예측되는 환자에게는 이런 치료 방법을 추천하는 것이지요.

예방적 치료를 권장하는 보다 중요한 이유는 '기도염증' 상태를 줄이는 데 있습니다. 과거에는 천식이 기관지 근육이 수축되어 기관지가 좁아지는 현상이라고 단순하게 생각했으나, 지금은 기관지에 염증이 기본으로 깔려 있어 기관지가 시시때때로 좁아지고, 여기에 종종 기관지 수축이 가세하거나 염증이 달아올라서 나타나는 질환이라고 알게 되었습니다. 기도염증 상태가 있는 것을 그대로 두면 기도염증이 쌓여서 여러 가지 후유증을 낳게 됩니다. 이와 같이 천식에 대한 개념이 바뀜에 따라 치료 면에서도 많은 변화를 가져오게 되었지요. 즉 현재 증상이 나타나지 않더라도 천식 발작을 예방하기 위해서, 아울러 기도염증 상태를 완화시켜 후유증을 예방하기 위해서 예방적 치료를 하는 것입니다.

앞에 말한 후유증으로서는 첫째, 염증 상태가 줄어들지 않고 계속 진행되면 기관지 조직이 딱딱해져서 돌이킬 수 없는 만성적인 변형 상태가 올 수 있습니다. 이 상태가 되면 기관지 확장제를 사용해도 좁은 기관지가 정상으로 돌아오지 않아 기도가 좁아진 상태로 평생 지내야 하는 경우가 생깁니다. 즉 폐 기능이 떨어져 있는 상태가 지속되는 것이지요. 폐 기능이 떨어지면 일상생활에는 큰 지장이 없으나, 운동을 한다든지 등산을 한다든지 심폐 기능을 많이 사용해야 하는 활동에는 큰 지장을 가져오게 되지요. 한편으로 이런 아이들은 어른이 되어서도 만성 기관지염 또는 폐기종과 같은 만성 폐질환 상태가 되는 경우도 있습니다. 심한 경우 어린이의 성장 발육도 문제가 될 수 있습니다. 또한 폐가 부풀어 오른 상태가 그대로 있는 폐 '과팽창'이 되어서 가슴이 전후좌우로 커져 있는 가슴 기형까지 나타납니다. 둘째, 기관지확장증 같은 후유증입니다. 기관지 확장증이란 정상으로 있는 기관지가 군데군데 늘어나 넓어지고 여기에 가래 같은 분비물이 고여서 염증 상태를 더 악화시키고, 병원균이 잘 자라게 만들어 항상 누런 가래와 기침이 나오고 폐렴이 재발하는 상태를 말합니다.

따라서 꾸준히 천식을 치료함으로써 환자에게 증상의 고통과 공포를 덜어 주며, 천식 발작을 예방하는 것뿐만 아니라 위와 같은 후유증이 나타나지 않게 해서 정상적인 폐 기능 상태를 유지하여 정상인과 같은 생활을 할 수 있도록 하는 것이 중요합니다.

 어린이 알레르기를 이겨내는 101가지 지혜

Q35 천식 어린이가 감기에 걸리면 어떻게 해야 하나요?

8세인 윤이삭은 평소 자주 천식 증상이 있어 규칙적으로 천식약을 사용하였습니다. 그러다가 천식 증상이 거의 없어지자 이삭이는 규칙적으로 사용하는 천식 약 쓰는 것을 게을리하였고, 어머니도 이러한 이삭이가 보기에 안타까워 모른 척 지냈습니다. 다만 어머니는 이삭이가 감기에 걸리지 않게 주의한다면서 학교 다니는 것 말고는 집 밖에 나가지 못하게 하였습니다. 그러던 중 하루는 가족들과 함께 놀이동산에 가서 종일 신나게 놀았습니다. 다음 날부터 이삭이는 고열이 나고 기침을 하기 시작했습니다. 2~3일 후부터는 쌕쌕거리면서 호흡하기도 힘들어지고 걷기도 말하기도 힘들어졌으며 배도 많이 아팠습니다. 최대호기속도는 평소보다 크게 떨어졌습니다. 결국 이삭이는 응급실을 통해 입원하게 되었고 주치의는 이삭이가 감기에 걸려 천식 발작이 일어났다고 설명하였습니다.

이삭이의 예에서 보듯이 감기는 천식을 가지고 있는 사람, 특히 어린이에게서 천식 증상을 일으키는 중요한 원인입니다. 이것은 감기 바이러스가 직접 기도염증을 일으킴으로써 기관지를 좁게 만드는 한편, 기관지가 여러 자극에 더욱 예민해지게 만들어서, 즉 기관지 과민성을 증가시켜 나

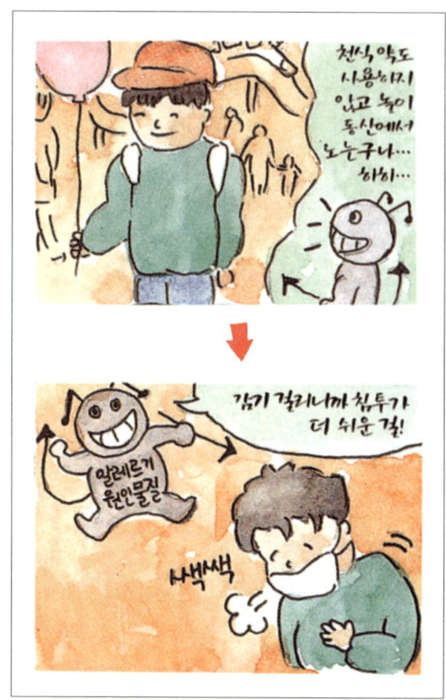

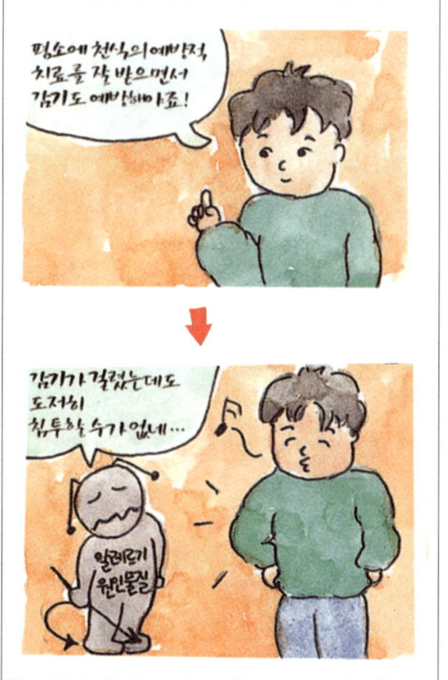

타나는 현상입니다. 이렇게 되면 감기가 걸리지 않았을 때는 별로 문제 되지 않는 알레르기 원인물질이 알레르기 반응을 일으키게 되는 것이지요.

따라서 천식 환자는 평소에 감기에 걸리지 않도록 주의해야 합니다. 감기 예방을 위해서는 사람이 많은 곳에 가지 않는다든지 외출 후 양치질을 하고 손발을 잘 씻으며 실내의 온도·습도를 잘 조절하는 것이 다소 도움이 됩니다. 그러나 현실적으로는 감기에 전혀 걸리지 않고 살 수 있는 방법은 없습니다.

그러면 천식 어린이가 감기에 걸렸다고 생각되면 어떻게 해야 할까요? 먼저 천식 어린이에게 감기 증세가 나타나면 일찌감치 담당 전문의에게 진찰을 받고 적절한 지도에 따르는 것이 좋습니다. 진찰을 받기 전에 있었던 증상을 자세히 관찰하고 기록하여 의사에게 전달하는 것은 보호자의 몫입니다. 경우에 따라서는 기존에 사용하던 약제를 감량 또는 증량하는 처방을 받을 수도 있습니다. 예를 들어 감기나 발열이 있을 때 산틴제 같은 기관지 확장제의 혈중농도가 평상시보다 높아져 두통이나 토할 것 같은 기분이 나타나기도 하는 부작용이 생기는데 이를 방지하기 위해 감량을 하는 경우가 있으며, 천식이 악화되어 기존의 기관지 확장제를 증량해야 하는 경우도 있으며, 평상시 규칙적으로 사용하던 소위 '예방적 치료'도 환자 상태에 따라 조절이 필요합니다. 또한 감기약에는 약물 알레르기를 쉽게 일으키는 약제, 특히 해열제 계통의 약 중에는 천식을 악화시키는 약제가 있는데 담당 의사가 잘 선택하여 처방해 줄 것입니다.

평소에 천식이 잘 조절되고 있던 환자는 감기에 걸리더라도 천식 발작이 쉽게 일어나지 않습니다. 만약 이삭이가 평소 규칙적인 약물의 사용을 게을리하지 않았다면 천식 증상이 나타나지 않았거나 입원할 정도의 심한 천식 발작은 없었을 것입니다. 어떤 어머니는 예방적 치료는 상태가 좋을 때만 하는 것으로 잘못 알고 이를 중단하고 약국에서 지은 감기약을 먹여 천식이 더 심해지는 경우가 있습니다. 반드시 기존의 예방적 치료는 계속하면서 필요시 담당 의사가 처방한 감기약을 먹여야 합니다. 또한 감기 초기에 천식 증상이 없었다고 안심할 수는 없습니다. 경험으로 보면 감기에 걸려서 열이 확 올랐을 때에는 오히려 천식 발작이 나타나지 않고, 열이 내려가면서 그때 쌕쌕거리는 것이 시작되는 경우가 있습니다.

Q36 천식 어린이를 학교나 유치원에 보낼 때 어떻게 부탁해야 하나요?

　　이번 새 학기에 초등학교 2학년에 올라가는 조국진의 어머니와 새 담임 선생님이 첫 대면을 한 곳은 다름 아닌 어느 천식클리닉의 대기실이었습니다. 국진이는 몇 년째 천식클리닉에서 정기적인 진료를 받고 있는데, 국진이의 새 담임 선생님도 아들이 천식 치료 중이라 같은 날 천식클리닉에서 우연히 마주쳐 인사를 나누었습니다. 국진이의 새 담임 선생님은 아들이 천식으로 고생하고 있기 때문에 누구보다 더 천식 어린이에 신경을 쓴다고 했습니다. 선생님은 새 학기가 되면 천식이 있는 어린이들을 파악하여 치료받고 있는 의사의 연락처, 천식 발작 빈도나 사용하는 약 등을 부모님들과 만나거나 전화를 통해 기록을 한다고 하였습니다. 어쨌든 국진이의 어머니는 올해는 작년보다 국진이를 학교 보내는 것이 훨씬 마음이 놓였습니다.

　선생님이 천식에 대해 많은 것을 알고 계시는 국진이는 행운이라 할 수 있습니다. 하지만 보통 선생님들이 천식에 대해 충분한 지식을 가지고 있지 않는 경우가 대부분이기 때문에 우선 보호자가 천식 발작의 빈도, 정도, 계절성, 사용하는 약, 악화 또는 유발요인, 운동 문제 등을 기록해서 담임 선생님에게 전달해야 합니다. 특히 새 학년이 시작되어 담임 선생님

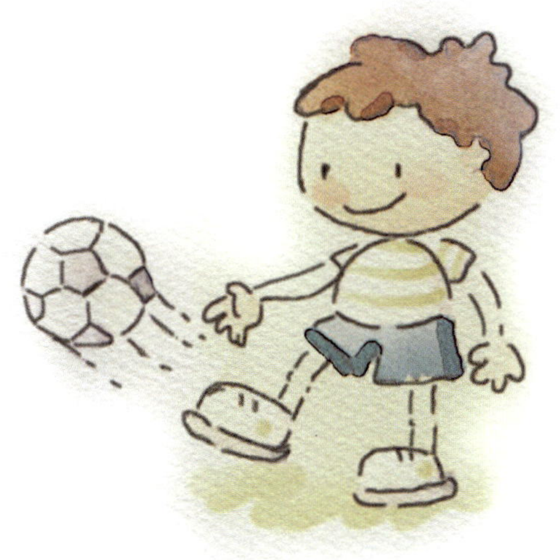

이 바뀔 때는 또다시 그런 정보를 새 선생님에게 전달하고 유사시 보호자와 연락을 취할 수 있도록 준비하도록 합니다. 또 치료를 받는 병원이나 담당 의사의 연락처를 같이 기록해 두면 좋을 것입니다.

담임을 맡은 선생님이나 양호 선생님은 어떤 점에 신경을 써야 할까요? 천식 어린이의 엄마들로부터 '우리 아이는 친구들이 놀린다고 흡입약을 학교에서는 사용하지 않습니다. 어떻게 하면 좋을까요?'라는 호소를 종종 듣습니다. 천식 어린이가 약을 사용하는 것으로 인해 '따돌림'을 당하고 있지는 않은지 주의를 기울여 살펴보도록 합니다. 이것 자체가 또 다른 천식 발작의 원인이 될 수 있으니까요. 또 청소를 할 때는 천식 어린이를 청소에서 제외시키는 것보다는 배려를 하여 참여시키도록 하는 것이 좋습니다. 예를 들어 청소 시 먼지가 많이 나는 비질보다는 걸레질 같은 것을 시키거나 마스크 등을 착용하게 해서 먼지의 흡입을 줄일 수 있도록 해야 합니다. 운동유발성 천식(앞의 Q11 참고)이 있는 아동도 체육시간(또는 운동 시)에 열외로 취급하지 말고 기관지 확장제 사용 후 같이 참여할 수 있게 배려해 주십시오. 타인에 대한 이해력이 부족한 어린아이들 사이에서는 '특별 취급'을 받는 아이를 따돌리는 경향이 있으니까요.

학교에서 천식 발작이 일어나면 어떻게 할까요? 먼저 가벼운 발작일 때에는 다음의 방법으로 증상을 호전시키도록 합니다(앞의 Q12 참고). 첫째, 환자를 안심시키도록 합니다. '숨차지 않니? 기침할 것 같니?' 하는 등의 질문으로 어린이를 불안하게 해서는 안 됩니다. 지나치게 서두르면 천식 어린이들로 하여금 불안감을 느끼게 하여 오히려 증상을 악화시킬 수 있기 때문입니다. 둘째, 기관지 확장제를 투여합니다(필요하면 2~3번 반복해서 흡입시킨다). 기관지 확장제는 양호실에 비치해 놓은 것을 쓸 수도 있겠고, 어린이가 가지고 다니는 것이 있으면 그것을 사용하면 됩니다. 셋째, 창문을 열고 신선한 공기를 들어오게 하거나 밖으로 데리고 나가 맑은 공기를 마시도록 하여 천식 발작의 원인이 될 수 있는 원인물질로부터 멀어지게 합니다. 넷째, 따뜻한 물을 1~2컵 정도 먹입니다. 천식 발작으로 호흡이 빨라지고 기도로부터 수분 손실이 많아지면 가래 등 분비물이 진해져서 배출이 어려워 호흡곤란이 한층 악화되기 때문입니다. 이러한 방법으로도 천식 발작이 지속되거나 증상이 심해지면 병원에 데려가도록 하십시오. 병원에 갈 때는 천식이 일어난 시간과 천식 아동의 증상, 학교에서의 치료와 그 효과, 투약 종류와 용량 등을 자세히 기록해 가져가면 치료에 큰 도움이 됩니다.

천식 아이를 유치원에 맡길 경우에는 어떤 점에 신경을 써야 할까요? 어떤 아빠가 유치원 보냈더니 감기 치료비가 월급보다 더 많이 들더라고 우스갯소리를 한 적이 있습니다. 유치원에서는 한 아이가 감기에 걸리면 다른 아이한테 쉽게 옮기고 천식 아이는 그로 인해 천식 발작 등이 올 수 있으므로 다른 아이로부터 감기가 옮지 않도록 세심한 주의를 부탁해야 합니다. 마스크를 끼고 지내게 한다든가 감기가 유행하는 시기에는 당분간 유치원을 쉬게 하는 것도 한 방법이 될 수 있겠지요. 또 토끼나 새 같은 것은 놀이방 아닌 곳에 놓게 해서 만지지 못하게 하도록 부탁하고 먼지가 많이 나는 놀이는 피하도록 부탁하면 좋지 않을까요?

Q37 천식 어린이는 운동을 하면 안 되나요?

천식 어린이의 약 80%가 운동유발성 천식을 함께 가지고 있습니다. 운동유발성 천식이란 심한 운동을 하고 난 뒤 일시적으로 기관지가 수축되어 천식의 증상인 가슴 답답함, 기침, 천명, 호흡곤란 등을 호소하는 것이지요(앞의 Q11 참고). 이것은 주로 차고 건조한 환경에서 5분 이상 운동하였을 때 발생합니다.

운동유발성 천식은 성인에 비해 어린이에게 훨씬 많이 나타나는데, 이는 어린이가 왕성하게 활동하기 때문입니다. 보통 그다지 심하지 않고 1~2시간 내에 저절로 좋아지는 수가 많기 때문에 입원이나 응급처치가 필요한 경우는 드물지만, 어린이는 운동 후의 천식 증상이 두려워 친구들과 어울려 제대로 일상적인 학교생활, 놀이 등을 할 수 없기 때문에 앞에서도 말씀드렸듯이 비만 등의 신체적인 문제뿐만 아니라 정신적인 문제를 야기시킬 수도 있습니다. 어떤 사람은 운동을 하면 천식이 나타나니까 아예 운동을 시키지 않으면 되지 않느냐고 생각하기도 합니다. 그러나 이것은 잘못된 생각입니다. 운동은 신체적으로 자라나는 어린이의 자세를 바르게 해주고 심박출량을 증가시키고 근육질을 튼튼하게 해줍니다. 또 아이들의 일상생활 자체가 뛰어노는 것이고 운동입니다. 따라서 천식 어린이를 일상생활이나 운동에서 제외시키기보다는 그들이 원하는 모든 운동에 참여할 수 있도록 유도해야 합니다. 다만 운동유발성 천식이 나타나지 않도록 사전에 적절한 조치를 취해야 하는 것이지요.

그럼 운동유발성 천식을 예방하기 위하여 어떻게 해야 할까요? 먼저 운동을 하기 전 상태가 천식 조절이 잘되어 있어야 합니다. 즉 적절한 치료로 증상이 안정되어 있어야 하며, 해당되는 경우에 예방적 치료를 충실히 받고 있어야 합니다. 흡입용 기관지 확장제는 운동유발성 천식 방지에 가장 효과적인 약물로서 운동 5~15분 전에 흡입하면 운동유발성 천식이 80% 이상 줄어들거나 예방되며 효과는 2시간 정도 지속됩니다. 크로몰린제를 운동하기 30분 전에 흡입하는 것도 예방에 효과적이며 가벼운 천식이나 상기도감염(감기 등)의 증상이 있을 때에는 기관지 확장제와 함께 사용하는 것이 바람직합니다.

천식이 있는 어린이에게 수영이 괜찮은지 묻는 어머니들이 많습니다. 따뜻한 실내에서 수영을 하는 것은 천식 어린이에게 가장 권장할 만한 운동입니다. 왜냐하면 풀장 안에서 얼굴이 있는 위치의 습도가 매우 높아 운동에 의한 호흡으로 수분을 뺏기는 정도가 덜하기 때문에 운동유발성 천식이 잘 나타나지 않습니다. 그러나 수영할 때 주의해야 할 점은 물에서 나왔을 때 머리와 몸을 잘 닦고 말리지 않으면 체온이 떨어져 천식 증상이 나타날 수 있고, 또 감기에 걸리면 천식 발작이 올 수도 있으므로 항상 세심한 보살핌이 뒤따라야 합니다.

Q38 천식 어린이가 여행할 때 어떤 점을 주의해야 할까요?

천식이 있는 김세원 군은 겨울방학을 이용하여 부모님과 함께 처음으로 유럽여행을 떠났습니다. 아버지도 회사에서 휴가를 얻어 모처럼 가족이 함께 시간을 보낼 수 있는 좋은 기회였습니다. 그런데 세원이 가족이 휴식을 취하려고 들어간 카페에서의 자리는 흡연석과 접해 있는 자리였고 많은 사람이 담배를 피우고 있었습니다. 실내의 공기는 건조한 데다 공기 순환도 적절치 못해서인지 세원이는 기침을 시작하고 숨이 가빠졌습니다. 발작이 온 것입니다. 그러나 평소 잦은 천식 발작이 있던 세원이는 응급약을 반드시 가지고 다니며 사용법을 잘 알고 있었으므로 바로 적절한 처치를 하여 위기를 넘겼습니다. 비록 몸은 피곤하고 날씨가 많이 달라 고생스러웠지만 천식으로부터 큰 고통 없이 즐거운 여행을 하였습니다.

최근에는 세원이네처럼 가족이 함께 여행을 떠나는 빈도가 많아지고 있습니다. 또한 부모와 가정에서 멀리 떨어져 수학여행을 가기도 하지요. 이렇게 천식 어린이가 여행을 떠날 때는 어떤 점에 주의해야 할까요? 먼저 장거리여행을 할 때는 신체적·정신적 피로, 날씨, 주거 환경 등의 변화로 감기에 걸리기 쉬우므로 이를 조심해야 합니다. 그리고 여행을 떠날 때는 증상이 안정되어 있어야 합니다. 따라서 증상이 있거나 발작이 일어날 때에는 무리하지 않는 편이 좋겠지요. 또한 여행 중에도 치료를 중단하지 않는 것이 중요합니다. 평상시 휴대용 흡입기구를 사용하는 경우는 물론이고 연무기(네뷸라이저)를 사용한다면 꼭 가져가도록 하십시오.

여행지의 환경과 침구가 문제가 되기도 합니다. 특히 나무가 많거나 습기가 많은 지방에 갈 때, 발작이 일어나기 쉽습니다. 또 여관의 베개가 메밀인 경우가 많으므로 자기 베개를 가져가는 것도 예방의 한 방법이겠지요. 여행 가서 이불 위에서 지나치게 뛰거나 장난치지 못하게 하는 것도 중요합니다. 이동 중에 차 안에서 담배를 피우는 사람이 없도록 하십시오. 또한 여행 중에는 보통 때보다 활동량이 많고 피곤하기 때문에 되도록 일찍 어린이를 재우는 것이 중요합니다.

가족과 함께하는 여행이 아닌 경우, 여행 시에 응급약을 반드시 지참하게 해야 하며 사용법을 알려 주고 제대로 사용할 수 있는지 미리 확인해야 합니다. 인솔 교사에게 어린이가 천식이 있음을 사전에 알리고 위에 언급한 사항들을 부탁하며, 발작이 일어났을 때 처치 방법을 적은 메모를 꼭 전달해야 합니다.

사춘기 천식은 어떻게 관리해야 하나요?

올해 15세가 된 중학교 2학년 우푸름 군이 어머니와 함께 처음 알레르기 클리닉을 방문했을 때는 호흡곤란과 심한 쌕쌕거림, 얼굴이며 가슴, 팔다리에 덕지덕지 있는 아토피 피부염, 85kg의 몸무게로 세상의 온갖 고뇌를 자신이 짊어지고 있는 것 같은 잔뜩 찌푸린 얼굴을 하고 뒤뚱뒤뚱 진료실 문으로 들어왔습니다. 의사는 한눈에 치료가 잘 안 되고 있는 천식 환자임을 알 수 있었지만, 처음부터 하나하나 병력을 알아보려고 하였습니다. 그러나 우군은 다짜고짜 며칠 먹을 약만 달라고 하였고 그의 어머니는 그냥 아무 말도 못하고 체념한 얼굴을 하고 있었습니다. 의사가 천식에 대한 몇 가지 검사를 하자고 했으나, 마음의 준비가 안 되어 지금은 할 수 없다는 것이었습니다. 의사는 먼저 증상을 치료하면서 푸름 군이 마음의 문을 열기를 기다렸습니다.

어느 날 푸름 군은 자신의 속마음을 털어놓기 시작했습니다. 푸름 군은 자신이 약에 의존한다는 생각 때문에 약 먹는 것이 싫다고 하였습니다. 또 흡입약 쓰는 것을 친구들이 보면 무척이나 창피하다고 하였습니다. 운동을 해도 빨리 지쳐 계속하기 힘들었고, 약을 쓰지 않으면 천식뿐 아니라 피부염 등 여러 증상이 심해지고 친구들과 어울리는 것 자체가 싫어졌습니다. 의사는 푸름 군이 병원에 올 때마다 설득하고 병을 이해시키면서 때론 격려도 아끼지 않았습니다. '천식은 그렇게 큰 결점이 아니며 관리만 잘하면 다른 친구들과 똑같은 생활을 할 수 있다'라고도 설명했습니다. 또한 올림픽에 출전한 운동선수 중에도 천식이 있지만 자신의 그런 문제를 잘 극복하고 운동을 열심히 해서 금메달의 영광을 안은 선수가 많이 있다는 이야기도 해주었습니다. 푸름 군은 드디어 수차례의 진료와 검사를 통해 알레르기 원인물질 및 천식의 상태를 정확히 알게 되어 효과적인 치료를 받게 되었고, 지금은 병원에 오는 날에는 최대호기속도도 열심히 기록해 오고 있습니다.

푸름 군의 예와 같이 사춘기의 천식의 관리는 다른 시기와는 다른 점이 몇 가지 있습니다. 첫째, 굳이 정신과적 용어를 사용한다면 이 시기 최대의 이슈는 '독립'입니다. 즉 이 시기에는 어떤 것에 의존하는 것을 싫어하게 되는데 천식 약을 사용하는 것이 자신이 약에 의존한다고 생각하게 됩니다. 따라서 투약 자체를 회피하려 하는 것이지요. 둘째, 부모에 대한 반항심으로 치료를 거부하는 경우도 있습니다. 마치 어린아이가 화가 나면 '나 밥 안 먹어' 하며 소리 지르는 것처럼 말입니다. 물론 그 반항이라는 것이 이유 없는 반항일 때가 많지요. 셋째, 천식은 만성질환입니다. 청소년기에 '그럼 내가 병자란 말이야?' 하는 생각을 가지게 되고 그 자체를 인정하지 않게 되지요. 즉 자신이 치료를 받아야 된다는 사실을 부정하게 됩니다. 넷째, 이 시기에는 경쟁적인 스포츠 경기를 좋아합니다. 어떤 경우는 이기려는 욕구가 너무 강하다 보면 천식이 없는 청소년에게도 성대 부분에 문제가 생겨 천식과 유사한 증상이 나타납니다. 그런데 천식이 있는 아이들 가운데 약을 사용하고 나른한 느낌을 받아 보았거나 사소한 부작용을 경험한 적이 있을 때는 그것이 승리에 지장이 된다고 생각하여 투약을 하지 않으려 합니다. 이런 몇 가지 이유로 해서 사춘기에는 약 사용의 호응도가 많이 떨어집니다. 또 한 가지 자신만이 특별한 취급을 받기를 싫어합니다. 그러다 보니 평소에 최대호기속도 측정을 하지 않고 병원 오는 날 한꺼번에 그려 오기도 합니다. 마치 방학숙제 중 일기를 개학 직전에 한꺼번에 지어내서 쓰는 것처럼 말입니다.

이러한 사춘기의 반항심리나 담배를 피우거나 무질서한 생활을 하면 더욱 천식을 악화시키거나 장기화시킵니다.

많은 어린이가 사춘기에 이르면서 천식이 좋아지지만 한편으로는 천식이 더 나빠질 수도 있는 시기이며, 이 시기에 증상이 계속되는 천식은 매우 심한 천식일 수 있으므로 이 시기의 치료는 매우 중요합니다. 따라서 청소년이 '천식은 자기가 스스로 관리해야 하는 병'이라는 긍정적인 생각을 가지고 치료에 임할 수 있도록 설명하고 이해시키는 것이 중요하며, 필요하다면 소아정신과 의사의 도움을 받을 수도 있습니다. 또한 천식 어린이 중에는 강박적인 성격을 가진 아이가 많습니다. 이것은 자주 반복되는 호흡곤란에서 오는 불안 때문이며 따라서 정신적으로 많은 격려가 필요합니다. 물론 과보호가 좋지 않다는 것도 잘 아시리라 생각합니다.

Q40 천식 어린이가 주의해야 할 음식이 있나요?

천식 어린이를 다루는 의사들이 흔히 접하는 질문이 '그러면 우리 아이에게 어떤 음식을 주의해야 하나요?'입니다. 한마디로 특정 음식물이 천식의 원인이나 유발인자가 되는 경우를 제외하고는, 천식 환자에게 특별히 나쁜 음식물은 없고 천식 환자가 먹지 말아야 하는 음식물이 있는 것도 아닙니다.

드물지만 특정 음식물을 먹고 천식 발작이 생기는 경우가 있습니다. 앞에서 예를 들었듯이(앞의 Q25 참고) 우유, 계란, 땅콩, 메밀 등을 먹고 천식 발작을 경험하는 아이들이 있습니다. 근래에는 식품에 들어 있는 첨가물이 중요한 원인이라 제시되고 있습니다. 예를 들어 방부제와 산화방지제 역할을 하는 아황산(메타바이설파이트)은 무취·무미·무색이어서 각종 음식물에 많이 사용하고 있는데, 이것에 과민반응을 보이는 환자는 이것이 첨가되어 있는 음식물(채소, 과일 샐러드, 건어물, 건포도 및 말린 과일, 포도주, 맥주, 새우, 말린 감자)을 먹고 심한 천식 발작을 일으키게 됩니다.

직접적인 원인물질이 우리 몸 안에 들어와 알레르기 반응을 일으켜서 천식 증상이 나타나기도 하지만, 그 외에 여러 요인이 천식 증상을 일으키고 악화시킵니다. 예를 들어 천식 환자가 찬 음료수를 마시면 기침이

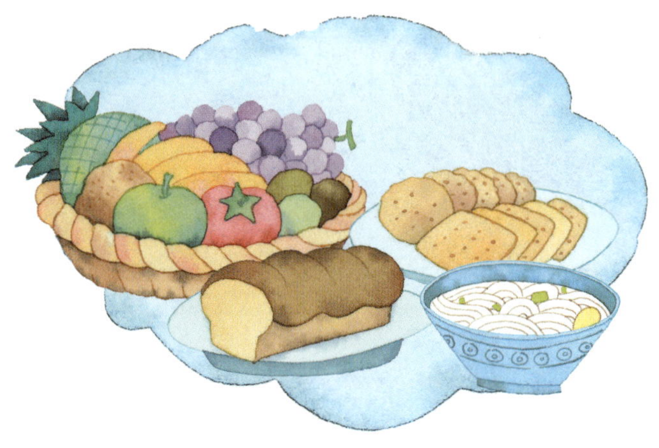

심해지는 경우를 흔히 볼 수 있습니다. 이는 찬 음료가 식도를 내려가면서 가까이 붙어 있는 기관지를 자극하기 때문으로 생각되고 있습니다.

또한 위 속의 음식물이 식도로 거꾸로 올라와서(위·식도 역류) 천식이 악화되기도 합니다. 특히 야간에 천식 발작이 있는 환자에서는 위·식도 역류가 천식 증상을 유발시키고 악화시키는 데 중요한 역할을 합니다. 그러므로 위·식도 역류를 유발시키기 쉬운 약물이나 식품은 주의를 요하여야 합니다. 예를 들면 기관지천식 치료에 사용되는 기관지 확장제(산틴 계통의 약물)는 위·식도 역류를 일으키기 쉬우며, 탄산음료 등은 트림을 일으켜서 위·식도 역류를 일으키게 됩니다. 위·식도 역류가 천식 증상을 일으키는 정확한 과정은 아직 확실히 밝혀지지 않았지만 위산이 식도를 거꾸로 올라오면서 식도를 자극하여 기침을 유발하기도 하고, 식도를 역류한 위액이 기관지로 흡입되어 기침을 유발하기도 합니다. 이런 증상을 쉽게 유발시키는 식품으로는 초콜릿, 탄산음료, 자극성 있는 식품이 있고 자기 전에 음료수를 많이 마시거나 산도가 높은 식품(사과주스나 오렌지 주스 등)을 먹는 것도 문제가 될 수 있습니다. 성인에서는 흡연, 음주가 문제를 일으킬 수 있습니다.

그러므로 천식의 원인으로 식품이 확인된 경우에는 당연히 해당 식품을 먹지 말아야 하며, 천식 증상을 나타내지 않게 하기 위해서 찬 음료, 위·식도 역류를 유발하기 쉬운 식품은 다소 삼가는 것이 도움이 되겠습니다.

알레르기성 비염

Q41 알레르기성 비염은 어떤 병인가요?

알레르기성 비염은 콧물, 재채기, 코막힘과 가려움증이 주로 나타나는 코안의 염증 질환입니다.

알레르기성 비염을 잘 일으키는 원인물질(즉 알레르기 항원은 집먼지진드기, 꽃가루, 동물의 털, 곰팡이 등)이 코안에 닿으면 코점막 아래의 혈관이나 분비샘을 자극하여 콧물이 많이 나오게 되며, 신경반사로 코가 가렵고 재채기가 나옵니다. 그뿐만 아니라 코안의 점막이 부어서 코가 막히는 것입니다. 대개 이러한 증상은 자고 일어난 아침에 심하고 오후에는 약간 좋아지는 경향이 있습니다.

알레르기성 비염 어린이에게는 코 증상과 더불어 눈물이 나거나 가려움증이 반복적으로 나타나는 알레르기성 결막염이 있는 경우가 흔하며, 자주 코를 만지고 씰룩거려서 콧등에 주름이 지거나 코피가 자주 납니다. 또한 코의 혈관에 혈액순환이 잘 안 되어 눈 밑이 거무스름하게 되는 수도 있습니다. 이외에 찬 공기, 자극적인 냄새 등도 코안을 자극하여 증상이 나타나게 하거나 심하게 합니다.

알레르기성 비염 어린이는 기관지천식, 알레르기성 결막염, 아토피 피부염 등과 같은 다른 아토피 질환을 같이 가지고 있거나 순차적으로 나

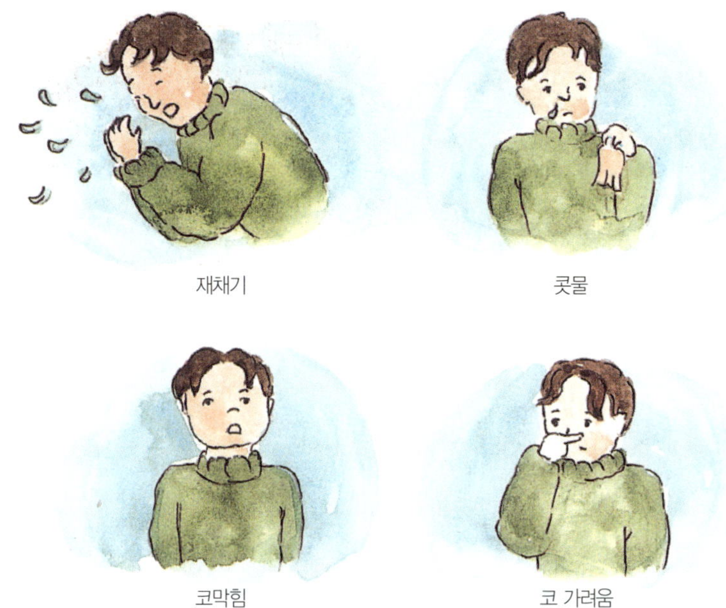

타나기도 합니다(앞의 Q5 참고). 알레르기성 비염은 어느 나이에나 나타날 수 있지만 대개는 아토피 피부염이나 기관지천식보다는 늦게 시작되는 경향이 있습니다.

알레르기성 비염은 치료를 받아도 잘 낫지 않고 증상이 감기와 비슷하기 때문에, '감기를 달고 사는 아이'로 취급되는 경우가 많습니다. 또한 기온이 갑자기 바뀐다든지 먼지 등을 들이마셨을 때 재채기, 콧물 등의 증상이 나타나기 때문에 항상 감기에 걸려 있는 것으로 오해받는 일이 많습니다.

Q42 최근 알레르기성 비염 환자도 많아지는지요?

그렇습니다. 최근 들어 우리나라뿐만이 아니고 전 세계적으로 기관지천식, 알레르기성 비염 등의 알레르기질환이 많이 증가하는 추세에 있으며 전 세계 어린이의 약 20~30% 정도가 알레르기질환을 앓고 있습니다.

알레르기성 비염은 아토피 질환 중에서 가장 흔한 질환으로 최근 미국의 한 보고에서도 유병률을 전 인구의 약 20%라고 하였으며, 우리나라는 대한소아알레르기 및 호흡기학회에서 최근에 전국의 어린이와 청소년을 대상으로 알레르기질환에 대한 설문조사를 한 결과에 따르면 대상 아동의 약 15%가 알레르기성 비염을 갖고 있는 것으로 나타났습니다. 이는 1980년대 초의 2~5%에 비해 거의 3~5배의 수준으로서 참으로 놀라운 증가라고 할 수 있습니다.

이처럼 알레르기성 비염 환자가 늘어나는 이유로는 천식과 마찬가지로 (앞의 Q3 참고) 식습관 및 주거 환경의 변화, 대기오염의 증가 등을 꼽을 수가 있습니다.

Q43 알레르기성 비염은 유전되나요?

알레르기질환은 특정 체질을 가진 가족에게 많이 나타나는 경향이 있는데, 이런 체질을 '아토피'라고 하며 아토피 체질은 반드시는 아니지만 유전하는 경향이 있습니다.

예를 들면 이런 일이 있었습니다. 오랫동안 콧물이 나와서 아이를 병원에 데려온 엄마가 자기 아이는 1년 내내 코를 질질 흘리고 다니는데, 본인도 어렸을 때 그랬었다는 얘기를 들었다고 하면서 왜 하필이면 그런 것이 닮았는지 모르겠다고 했습니다. 실제로 아이는 진찰을 해보니 알레르기성 비염이었고, 어렸을 때는 자신의 아이처럼 알레르기성 비염으로 아이의 엄마도 고생을 했었고 지금도 알레르기성 비염을 가지고 있었습니다.

이 경우에 어머니의 알레르기 체질, 즉 아토피가 아이에게 유전되었다고 볼 수 있습니다. 이 '유전'이라는 것은 일반 사람들이 알고 있는 유전병과는 그 개념이 조금 다릅니다. 다시 말하자면 특정한 유전법칙을 따르면서 나타나지는 않으며 다른 후천적 요인 특히 환경이나 섭취하는 음식물 등에 의해서도 영향을 받는, 좀 어렵게 말하자면 복합적인 요인이 작용하는 것이지요. 따라서 부모가 알레르기 체질이더라도 아이는 알레르기가 없을 수도 있는 것입니다.

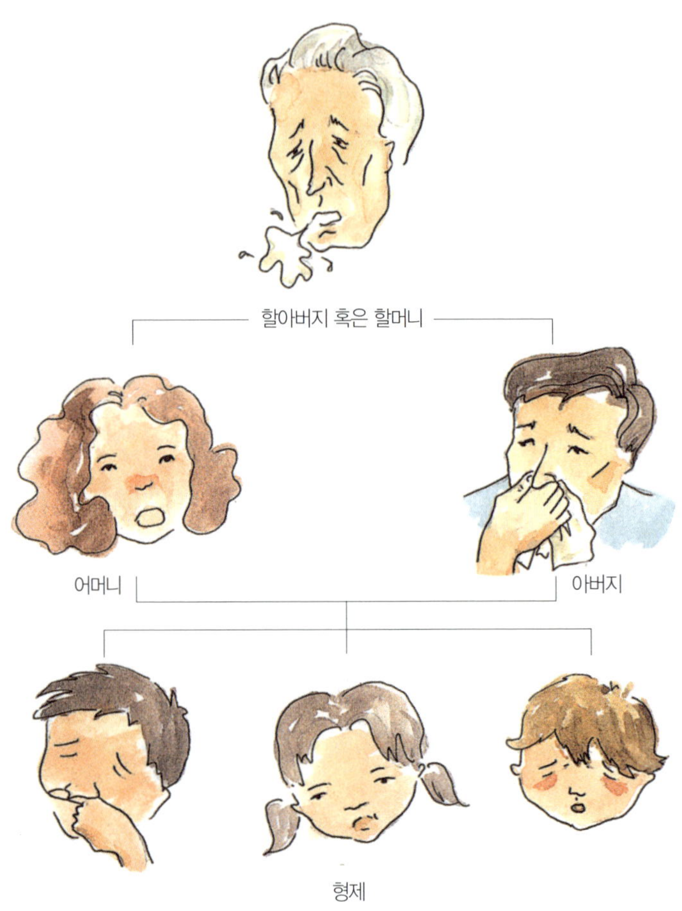

이처럼 알레르기성 비염 환자의 경우에는 대개 가족 중에 알레르기성 비염을 비롯하여 기관지천식, 아토피 피부염, 두드러기, 약물 알레르기 등의 다른 알레르기질환을 가진 사람이 많습니다. 여기에서 '가족'이라 함은 같이 사는 사람만이 아니고 친가 및 외가의 적어도 사촌 이내의 혈연관계 모두를 말합니다.

이렇듯 알레르기질환은 가족적으로 나타나는 성향을 보입니다. 실제로 부모 중 한 사람이 아토피 체질이 있으면 자녀가 알레르기성 비염이 될 확률은 약 30% 정도이며, 부모 모두가 아토피 체질이 있으면 반수 이상에서 알레르기성 비염이 생길 확률이 있습니다. 그러나 아토피 소인을 부모로부터 물려받고 태어났다 하더라도 모두 증상을 보이는 것은 아니고, 후천적 요인에 따라 병(증상)이 나타날 수도 있고 그렇지 않을 수도 있습니다. 후천적 요인으로는 어린 나이부터 여러 가지 알레르기 원인물질에 노출되는 것이 가장 중요합니다. 즉 알레르기를 잘 일으키는 흡입성 물질(집먼지진드기, 꽃가루, 동물의 털이나 비듬, 곰팡이 등)이나 음식물(우유, 계란 등)을 어려서부터 들이마시거나 먹으면 알레르기질환에 잘 걸리게 됩니다. 또한 잦은 감기, 담배 연기, 대기오염 등도 알레르기질환을 나타나게 하는 후천적 요인입니다.

가족에게 물려받은 아토피 성향은 어쩔 수 없더라도 아이가 태어나서 접하게 되는 여러 가지 후천적 요인들, 즉 너무 이르게 시작하는 이유식이나 알레르기 원인물질이 많은 환경, 실내에서의 가족의 흡연, 잦은 감기 등을 효과적으로 막을 수 있다면 알레르기질환의 발병을 어느 정도 예방하거나 증상이 심해지는 것을 예방하는 데 도움이 될 수 있습니다.

Q44 알레르기성 비염 어린이가 일상생활에서 주의해야 할 점은 무엇인가요?

알레르기성 비염 어린이를 키울 때 아이의 일상생활을 너무 제한하다 보면 실제로는 과보호가 되어 오히려 문제가 될 수 있습니다. 꽃가루가 심하게 날린다든지 아니면 황사 현상이 있다거나 오존 경보가 나는 등 대기오염이 심한 날에는 아이를 집 안에서 놀게 하여야 하지만, 바깥 활동을 너무 못하게 하는 것은 좋지 않으니 그렇지 않은 날에는 다른 아이들처럼 밖에서 놀 수 있도록 합니다.

실내환경은 온도를 20~22℃ 전후, 습도를 50% 정도로 유지하면 집먼지진드기의 번식을 억제할 수 있습니다. 건조한 계절에는 가습기를 사용해도 되지만 실내의 습도가 너무 높아지지 않도록 조심하여야 합니다. 실내에서 애완동물을 키운다든가 화초를 두는 것은 되도록 삼가는 것이 좋습니다. 만약 아이의 알레르기 원인물질이 집먼지진드기나 꽃가루 등의 대기 알레르기 원인물질이면 실내에서 헤파필터가 달린 공기정화기를 사용하면 어느 정도 효과를 볼 수 있습니다.

아이가 밀폐된 장소에서 많은 사람이 있는 곳 특히 놀이방 등에서 많은 시간을 보내면 소위 '감기'에 걸릴 기회가 그만큼 많아집니다. 특히 감기는 알레르기성 비염 아동 대부분에게는 비특이적 유발요인으로 가장 문제가 되는데, 감기가 걸리면 건강한 아이들보다 잘 이겨내지 못할뿐더러 코나 기관지 등의 호흡기의 과민성이 증가하여 알레르기성 비염 증상이 악화되거나 이에 합병되어 중이염이나 부비동염(축농증)이 생길 수도 있다. 따라서 감기에 걸리지 않도록 주의하여야 하고 외출 후에는 아이가 손을 잘 씻고 양치질을 하게 하는 것이 좋습니다.

그렇다고 아이를 놀이방이나 유치원에 전혀 보내지 않는다는 것은 부모가 직장생활을 하는 데 있어서 그리고 아이의 사회성 발달에 큰 문제를 생기게 할 수 있으니 그야말로 '진퇴양난'이라 할 수 있겠지요. 방법이 없는 것은 아닙니다. 감기 등이 유행하는 시기에는 아이를 백화점 등 사람이 많이 모이는 곳에는 데리고 가지 않으며 외출 후 집에 돌아와서는 아이에게 손을 닦게 하고 양치를 시켜서 균의 접촉을 될 수 있으면 줄입니다. 또한 가벼운 감기기를 보이면 아이를 유아원 같은 곳에 보내지 말고 집에서 쉬도록 하며, 알레르기 전문의에게 진료를 받아 조기에 치료하여 감기로 인한 비염 증상의 악화나 합병증인 부비동염 또는 고막 안에 물이 차는 삼출성 중이염이 생기는 것을 예방해야 합니다.

그 외에도 찬 공기, 찬 음식, 자극성 냄새(페인트·향수·모기약·헤어스프레이 등)가 증상을 유발시킬 수 있으므로 이런 요인들을 피해야 하고 추운 겨울에는 마스크를 사용하는 것이 도움이 됩니다. 또한 가족들이 집 안에서 흡연을 하지 않도록 해야 합니다.

어린이에게서는 흔하지 않지만 알레르기성 비염이 있는 환자 중에는 코안에 작은 혹(비용)이 있는 경우가 있는데, 이런 환자는 아스피린을 복용하였을 때 알레르기 반응으로 기침, 호흡곤란 등의 기관지천식 증상이 나타나는 경우가 있습니다. 따라서 알레르기성 비염이 있는 어린이는 아스피린을 비롯한 해열제 및 감기약을 의사의 처방 없이 함부로 먹이지 않도록 해야 합니다. 이는 또한 여러 가지 약을 복용함으로써 전문 의사에게 조기에 정확한 진단을 받을 수 있는 기회를 놓쳐 결국에는 부비동염, 중이염 등의 합병증을 초래할 수도 있기 때문입니다.

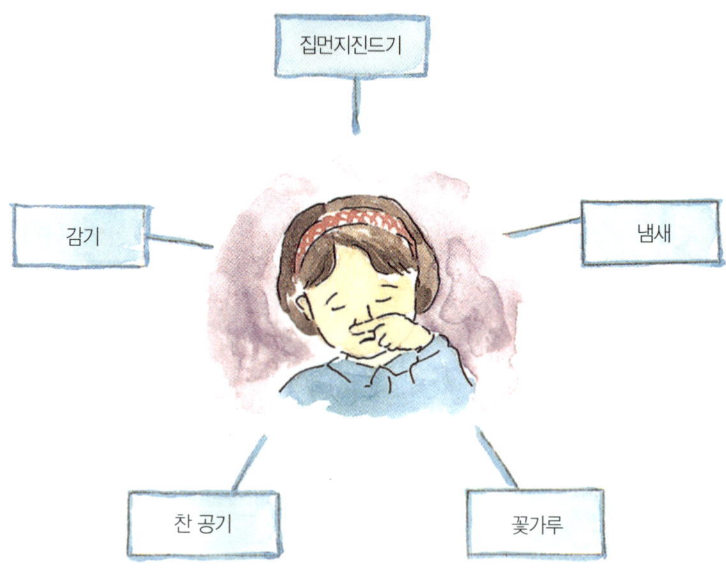

알레르기성 비염의 유발인자

Q45 알레르기성 비염이 있는 어린이도 운동을 제한해야 하나요?

단순히 알레르기성 비염이 있는 것만으로 아이가 운동하는 것을 제한할 필요는 없습니다. 우리 몸의 코는 외부의 공기가 들어오면 차고 건조한 공기를 일정한 습도, 일정한 온도로 높여 주고 정화된 공기로 만들어서 기관지로 들어가게 하는 역할을 합니다. 따라서 입을 벌리고 숨을 쉬면 이런 과정을 거치지 못하기 때문에 차고, 건조하고, 더러운 공기가 직접 기도에 들어가게 됩니다. 이렇게 되면 기도가 자극을 받아 기침이 나오고 기관지가 과민한 아이의 경우에는 기관지가 좁아질 수 있습니다.

알레르기성 비염 어린이는 코가 막혀 있는 때가 많아서 입으로 숨을 쉬는 경향이 있는데, 운동을 하면 호흡량이 많아지므로 이러한 경향이 더 심해집니다. 따라서 알레르기성 비염 어린이가 운동을 하면 기침이 생기는 경우가 많습니다. 또한 알레르기성 비염 어린이의 상당수는 기관지 과민성이 있습니다. 이때는 운동이 기관지를 좁아지게 하는 요인이 되기 때문에 알레르기성 비염 어린이의 상당수는 기관지천식도 갖고 있습니다. 이때에는 운동이 천식 증상의 중요한 유발요인이 될 수 있으므로 알레르기성 비염 어린이는 운동 후에 천식 증상이 악화되는지를 자세히 관찰해

보아야 합니다. 만일 운동 후에 천식 증상이 생긴다면 되도록 격렬한 운동은 피해야 합니다. 특히 찬 공기를 마시며 실외에서 하는 달리기 등은 가장 좋지 않습니다.

그러나 한참 뛰어놀 나이의 아이에게 무조건 운동을 제한하는 것은 바람직하지 않고, 주의를 기울이면 천식과 비염이 있는 아이들도 운동이 가능합니다. 일반적으로 알레르기성 비염을 잘 치료하면 운동에 의해 나타나는 기침, 천식 증상의 호전을 기대할 수 있습니다. 또한 운동 5분 전에 기관지 확장제를 흡입하거나 30분 전에 크로몰린 소디움(인탈)이라는 약제를 흡입하면 천식 증상을 예방할 수 있습니다.

한편 약물을 사용하지 않고도 해볼 수 있는 운동으로는 수영을 권하는데, 수영하는 동안에는 따뜻하고 습한 공기를 들이마셔서 달리기보다는 운동유발성 천식 증상이 덜 발생합니다. 그러나 수영 도중이나 후에 물 밖에서 찬 공기 등을 쐬면 젖은 머리나 몸에서 수분이 발산하면서 체온이 떨어져 천식 증상이 나타날 수 있으므로, 수영 도중에 물 밖에 나와서 뛰어다니지 않도록 어린이를 지도해야 하고 수영 후에는 몸을 잘 말려야 합니다. 또한 수영을 하는 것만으로도 같이 있던 부비동염이 심해질 수 있고 수영장 물을 소독할 때 사용하는 염소 등의 자극적인 냄새가 비염 증상을 악화시키는 경우도 있으므로 환자의 현재 증상의 정도나 수영장의 여건 등을 고려하여 운동 시작을 신중히 결정하여야 합니다.

Q46 알레르기성 비염의 증상에는 어떤 것들이 있나요?

알레르기성 비염은 맑은 콧물과 재채기가 나고 코가 막히는 것 등이 특징입니다. 알레르기 원인물질이 코점막에 닿으면 신경반사로 재채기가 나오고, 코점막 아래 위치한 혈관이나 분비샘을 자극하여 콧물이 많이 나오며 코점막이 부어서 코가 막히게 되는 것입니다. 특히 콧물은 다른 증세보다 더 특징적이어서 줄줄 흐르는 맑은 콧물이라 가만히 앉아 있어도 흘러내려 어떤 아이는 하루에 휴지를 한 통 가까이 써버리기도 합니다. 대개 이러한 증상들은 자고 일어나서 아침에 심하고 오후에는 약간 좋아지는 경우가 많습니다.

이러한 증상 외에 음음 하면서 습관적으로 목을 가다듬는다든가 두통, 눈이나 귀·입천장이 가려운 증상 등이 반복되거나 계속되며 코안이 부어올라서 냄새를 못 맡기도 합니다. 이 밖에도 코가 가려워 자주 손으로 비벼대거나 코를 씰룩거리기도 하며 코피가 나기도 합니다. 알레르기성 비염을 가진 어린이는 코 가려움증과 코막힘 때문에 코를 씰룩거리거나 반복적으로 손바닥으로 코를 밀어 올리는 특징적인 행동을 보이며, 이것이 오랜 기간 계속되면 콧등에 나타나는 가로 주름을 볼 수도 있습니다. 또한 눈 밑이 거무스름하게 보이기도 하는데 이는 코안이 부어서 코 주위의 혈액순환이 잘되지 않기 때문에 나타납니다.

알레르기성 비염이 있으면 코 증상과 아울러 눈물이 나거나 가려움증이 있는 알레르기성 결막염도 잘 동반되는데, 이때에는 눈물이 나거나 눈이 가려워 자주 손으로 비비는 모습을 볼 수 있고 또한 눈 밑에 여러 겹의 주름이 관찰될 수 있습니다.

통년성 알레르기성 비염(증상이 거의 1년 내내 나타나는 알레르기성 비염. 뒤의 Q47 참고)의 경우에는 가렵고 눈물이 나는 눈 증상이 계절성 알레르기성 비염(특정 계절에만 증상이 나타나는 알레르기성 비염. 뒤의 Q47 참고)보다는 좀 드물지만, 코막힘이 두드러지며 그 외에도 기침과 두통·수면 장애 등을 보일 수 있습니다.

또한 알레르기성 비염에서 편도선과 같은 임파 조직인 아데노이드가 비대해져서 입을 벌리고 숨 쉬거나 코골이 등의 증상이 같이 나타나는 경우도 있습니다.

그 외에도 알레르기성 비염의 합병증인 만성 부비동염과 중이염의 증상이 나타날 수 있습니다. 만성 부비동염은 알레르기성 비염에 의한 염증으로 코안이 부어 부비동의 점액 배출 구멍이 막혀 분비물이 빠져나가지 못하고 고인 것에 세균 감염이 되어 생깁니다. 이처럼 알레르기성 비염은 부비동염의 유발인자가 될 수 있으며, 부비동염이 발생하면 끈끈하고 누런 코가 나오거나 목뒤로 넘어가 코막힘이나 기침을 일으킵니다. 한편 귀로 통하는 이관(유스타키오관)의 입구는 코안에서 목 쪽의 구멍 가까이 있는데, 어린이의 이관은 직경이 1mm 정도밖에 안 되어 알레르기성 비염에 의한 염증으로 코안이 부으면 쉽게 막히며 또한 2차적으로 세균이 들어가 반복되는 중이염이 생길 수 있습니다. 이뿐만 아니라 귀에 물이 차는

 어린이 알레르기를 이겨내는 101가지 지혜

삼출성 중이염으로 귀가 잘 안 들리는 증상이 나타나기도 합니다.

알레르기성 비염의 주 증상인 콧물, 재채기, 코막힘 등은 진료실에서 흔히 접하는 증상들입니다. 특히 아이들이 흔히 앓는 감기에서도 콧물, 코막힘, 재채기 등이 있을 수 있습니다. 그러나 이러한 증상들이 바이러스성 상기도염(감기) 혹은 알레르기성 비염에 의한 것인지를 구별하는 것은 실제로 쉽지 않습니다. 몇 가지 차이점을 알아보면 알레르기성 비염은 열이 없으나 감기는 대개 열이 있고 목이 아픈 점 등 다른 전신 증상을 동반하고 하루 내내 증상이 있지만, 알레르기성 비염은 주로 콧물·코막힘·재채기 등의 코 증상만을 보이고 대개 아침에 증상이 심하고 오후에는 약간 좋아집니다. 또한 감기는 대개 콧물이 끈끈한 반면 알레르기성 비염은 콧물이 맑으며 주체할 수 없이 흐릅니다. 감기는 증상이 시작되면 일주일 정도 지속되다가 사라지지만, 알레르기성 비염은 계절적으로 몇 달간 계속 증상이 있을 수도 있고 1년 내내 증상이 계속되기도 합니다. 만약 증상이 계절적 발생을 보이거나 집먼지진드기나 꽃가루 혹은 고양이 등과 같은 흔한 알레르기 원인물질에 노출 후 증상이 나타났다면 알레르기성 비염의 가능성이 높습니다. 또한 알레르기성 비염 아동은 가족 중에 알레르기성 비염이나 다른 알레르기질환을 가진 경우가 많은 것도 감기와 다른 점입니다.

Q47 알레르기성 비염의 원인에는 어떤 것들이 있습니까?

알레르기질환은 대개 그 원인이 되는 원인물질(알레르기 항원)에 의해 증세를 일으킵니다. 알레르기 원인물질은 어떤 특정한 계절에 제한되어 접촉할 수 있는 경우와 특정 계절과 관계없이 늘 접촉할 수 있는 경우가 있습니다. 계절과 관련되어 발생하는 알레르기 원인물질(예를 들어 꽃가루나 곰팡이)에 의해 증세가 특정 계절에 주로 발생하면 이를 계절성 알레르기라 합니다. 어떤 알레르기 원인물질은 특정 계절과 관계없이 늘 접촉할 수 있는데 이러한 알레르기 원인물질(예를 들어 집먼지 또는 집먼지진드기 등)에 의한 알레르기를 통년성 알레르기라 부릅니다. 옥외 알레르기 원인물질 대부분은 특정 계절에 증세를 일으키며, 실내 알레르기 원인물질 대부분은 연중 내내(통년성) 증세를 일으킵니다.

알레르기성 비염의 원인이 되는 알레르기 원인물질에는 꽃가루, 집먼지진드기, 곰팡이, 개나 고양이 털이나 비듬 등 다양하게 있을 수 있습니다. 알레르기 원인물질 이외에 증상을 악화시키거나 유발시키는 것으로는 감기, 찬 공기, 운동, 대기오염, 정서적 불안감 등이 있습니다.

계절 증상을 나타내는 환자는 꽃가루나 실외 곰팡이와 같은 실외 알레르기 원인물질이 원인인 경우가 대부분입니다. 꽃가루의 경우 온대 지역에서는 봄에 주로 나타나는 증상의 원인은 나무, 늦봄과 여름의 증상은 목초(잔디) 그리고 늦여름과 가을의 증상은 잡초 꽃가루가 원인인 경우가 대부분입니다. 계절성 알레르기성 비염은 원인 꽃가루가 날리기 시작하면 즉시 증상이 시작되며 꽃가루가 소실되면 2~3주에 걸쳐서 서서히 증세가 소멸됩니다. 이렇게 꽃가루 알레르기는 주로 공기 중의 꽃가루를 들이마셔서 증세를 일으키지만, 드물게는 꽃가루로 만든 건강식품을 먹은 후 전신적인 알레르기 증세를 보이는 경우도 있으므로 계절성 알레르기성 비염 환자는 특히 주의해야 합니다.

일반적으로 알레르기를 일으키는 식물은 꽃이 작고 빛깔이 엷으며 수분을 곤충보다는 바람에 의존하는 풍매화로 많은 양의 가벼운 부유성 꽃가루를 만들어 냅니다. 풍매화의 꽃가루는 바람에 실려서 중국에서 날아올 정도로 대단히 먼 거리를 이동하므로 비록 환자 주위에 나무 등이 없더라도 얼마든지 꽃가루 알레르기를 일으킬 수 있습니다. 봄이 되면 가로수로 많이 심는 버드나무, 플라타너스 등에서 솜털 같은 것이 공중에 날리는데 흔히 이것이 알레르기 과민반응을 일으키는 것으로 알려져 있으나, 사실 이 솜털은 꽃가루가 아니라 단지 씨털이며 눈과 코에 자극을 줄 뿐 알레르기성 과민반응을 일으키지는 않습니다.

곰팡이는 공기 중의 먼지, 미세한 물방울에 부착되거나 단독으로 공기 중에 떠다니는데 적당한 온도, 수분, 산소 및 영양이 있는 곳에서 잘 번식합니다. 가옥의 구조에 따라 다르나 습기가 많고 통풍이 잘 안 되는 욕실, 타일 사이, 벽장의 내벽, 비닐을 바른 벽 등에서 많이 번식합니다. 또한 의류, 가죽, 카펫 등에도 있을 수 있습니다.

참고적으로 소아알레르기 및 호흡기학회에서 1995년부터 2년에 걸쳐

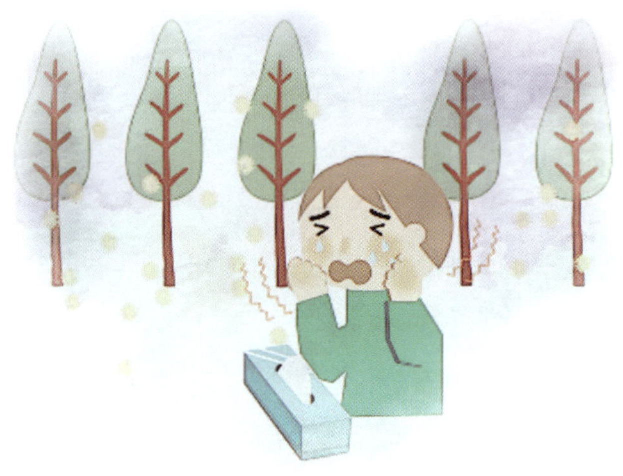

조사한 바에 따르면 지역별로 약간의 차이는 있으나 꽃가루는 5월과 9월 연중 2회의 최고 시기를 보였으며 5월에는 나무류인 오리나무, 소나무, 자작나무, 삼나무 등과 목초류(잔디)의 꽃가루가 흔하였고 9월에는 목초류와 잡초류인 쑥, 두드러기쑥, 환삼덩굴, 국화, 토끼풀 꽃가루 등이 흔하였습니다. 곰팡이는 1년 내내 발견되었으나 6~8월 사이의 고온다습한 시기에 많았습니다.

통년성 알레르기성 비염은 증상이 연중 계속되거나 실내에서 더 많은 시간을 보낼 때 악화되며 계절성 비염에 비해 진단이 어려운 경우가 많습니다. 코막힘 증상이 현저하며 증상 조절이 비교적 어렵고 코 증상 이외의 증상은 드뭅니다. 일반적으로 주요 알레르기 원인물질인 집먼지진드기, 실내 곰팡이 그리고 고양이와 같은 애완동물의 털이나 비듬 등에 과민반응을 보입니다. 이 중에서도 집먼지진드기에 의한 것이 대부분이어서 증상은 집먼지진드기의 최대 번식 시기인 여름이 지나고 가을에 가장 심하며 또한 환절기인 봄에도 증상이 심할 수 있습니다. 그 외 담배 연기, 자극성 냄새, 기온이나 습도의 변화, 약물이나 정신적인 스트레스 등과 같은 코의 과민성을 증가시키는 여러 요인도 계절성 및 통년성 알레르기 비염의 증상을 나타나게 하거나 악화시킬 수 있으므로 실제로 알레르기 비염 환자의 대부분은 연중 어느 때라도 증상이 있을 수 있습니다.

Q48 코가 가렵지는 않고 막히기만 하는 경우도 알레르기성 비염일 수 있나요?

물론입니다. 알레르기성 비염에서 3대 주요 증상은 맑은 콧물, 재채기, 코막힘이지만 이 증상들이 모두 나타나지 않고 한두 가지 증세만 나타나는 때도 있습니다.

알레르기성 비염이 계속되어 만성 코 알레르기염증으로 되면 콧물이나 코 가려움증, 재채기 증상보다는 코안이 염증으로 부어서 나타나는 코막힘 증세가 가장 두드러지게 되며, 알레르기성 비염 어린이 일부는 코가 막히는 증상만 호소하는 경우도 드물지 않습니다. 실제로 별다른 감기 증상 없이 코가 막혀서 심하게 보채는 아이 중 상당수는 알레르기성 비염으로 진단받게 됩니다. 특히 통년성 알레르기성 비염은 계절성 비염에 비해 코막힘 증상을 흔히 나타내며 약이 잘 듣지 않는 경우가 많습니다.

따라서 알레르기성 비염에서 특징적인 증상이 전부 나타나지 않을 수도 있기 때문에 단순히 증상만으로 진단을 단정하기는 어렵고, 진찰 소견이나 검사 결과라든지 알레르기 가족력 같은 여러 정보를 종합해서 경험 있는 소아 알레르기 의사로부터 진단을 받으면 별다른 어려움 없이 치료를 잘 받을 수 있습니다.

Q49 알레르기성 비염도 기침을 하나요?

　　　　　호흡기 질환이 있을 때 기침이 동반된다는 것은 상식적인 이야기입니다. 단순히 알레르기성 비염만 있을 때에는 기침이 흔한 증상은 아니지만 상기도인 코안에 만성 염증이 있으면 콧물과 여기에 포함된 세균이 목으로 넘어가서 목 안을 자극하여 기침을 하게 되고, 더 심한 상태로는 더 밑으로 흘러내려 가 기관지에 염증을 일으키게 되어 기관지염 증 증상인 기침, 객담 등이 나타날 수도 있습니다. 이러한 증상은 단순한 감기로 오인되어 적절한 치료 없이 내버려 두는 수가 있습니다. 따라서 알레르기성 비염 환자가 기침이나 가래 등의 증상을 호소하면 흉부 청진은 물론이고 필요하다면 방사선검사 등을 해보아 기관지나 폐에 병이 있는지를 확인하여야 합니다.

　또한 병균이 하기도로 퍼지지 않더라도 상기도에 생긴 염증 물질이 하기도로 직접 들어간다든가 혹은 비염과 부비동염의 영향으로 하기도에 반사작용이 일어나 염증이 생길 수 있습니다. 이와 같은 대표적인 예가 기관지천식이고 통계적으로 비염 환자의 상당수가 기관지천식을 같이 앓는 것으로 나타나 있습니다.

　실제로 병원에서 환자를 진료하다 보면 상기도 질환과 하기도 질환의 증상이 서로 겹쳐서 나타나는 일이 많습니다. 예컨대 '기침'이라는 증상은 부비동염 혹은 감기와 같은 상기도 질환이 있을 때에도 나타나지만 기관지염과 같은 하기도 질환에 걸렸을 때에도 나타납니다. 가래 역시 부비동염에 의한 염증 분비물에 의해서 생길 수 있지만 기관지염이나 폐렴을 앓을 때에도 나타납니다. 따라서 한 가지 증상만을 가지고는 이것이 상기도 질환 때문에 생긴 것인지, 하기도 질환 때문에 생긴 건인지를 명확히 알 수가 없습니다. 상기도와 하기도는 지하철 한 노선의 가까운 역처럼 서로 밀접하게 연결되어 있기 때문에 두 군데에서 병이 동시에 혹은 연속해서 시작되는 일이 많다는 것을 꼭 알아 두어야 하겠습니다.

부모님들이 감기나 부비동염과 같은 상기도 질환 때문에 아이를 소아과에 데려갔을 때, 소아과 의사가 아이 가슴에 청진기를 대고 진찰하는 것을 흔히 봅니다. 이것은 특히 어린아이들의 상기도에 증상이 있다고 해서 그냥 상기도 질환으로만 생각해서는 안 되기 때문에 기관지염이나 폐렴 등 하기도에 어떤 이상이 없는지를 살펴보기 위한 것입니다.

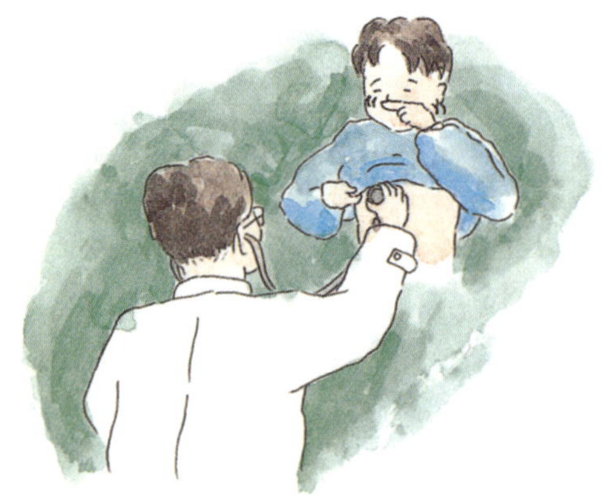

 어린이 알레르기를 이겨내는 101가지 지혜

Q50 병원에 가기 전에 어떤 것들을 관찰해야 하나요?

알레르기성 비염 아동의 증상에 대한 자세한 정보는 진단을 내리는 데 그 어떤 검사보다 큰 도움이 됩니다. 그중에서도 특히 부모가 관찰해야 할 사항으로는 코 증상, 즉 콧물·코막힘·코 가려움증 그리고 재채기 등의 증상들이 각각 언제부터 시작되었는지, 코 증상 중 가장 불편한 증상은 무엇이며 하루 중 언제 가장 심한지, 코 증상이 계절과 관계가 있는지의 여부, 어떤 계절에 가장 심한지, 코가 막히거나 재채기가 나거나 콧물이 나타나는 증상이 갑자기 나타나는지 혹은 서서히 나타나는지, 코가 불편할 때 입안이나 목뒤가 가려운지, 코 증상이 시작된 이후 목뒤로 무엇이 넘어가는지 혹은 목에 이물감이 있는지, 머리가 얼마나 자주 아픈지, 코의 냄새를 맡는 기능은 어떤지, 기침을 자주 동반하는지 등입니다.

또한 이러한 증상들이 나타나는 시기와 관련된 어떤 유발요인이 있는지를 관찰하고, 지금까지 어떤 치료를 언제 어디서 어떻게 받았는지 자세히 기록하고 가능하다면 사용한 약제의 종류와 용량 및 사용 기간까지 정리해 놓으면 아이의 진단에 많은 도움이 됩니다.

Q51 알레르기성 비염 어린이에게는 어떤 검사를 하나요?

우선 콧물에 있는 알레르기성 비염을 일으키는 데 중요한 염증세포로 백혈구의 일종인 호산구 수가 늘어났는지를 보는 검사로 '비즙도말검사'가 있습니다. 이 검사는 말 그대로 아이의 콧물을 유리판에 밀어 말린 후 염색하여 호산구 수를 세어 그 수가 정상보다 많은지 확인하여 알레르기성 비염의 진단에 이용하는 것입니다.

두 번째로는 혈액검사로 혈액 내 호산구의 수나 면역글로불린 E(IgE)라는 특수 항체를 측정하는 것입니다(앞의 Q15 참고). 혈액 내 총호산구 수는 알레르기성 비염을 포함한 알레르기질환의 경우 증가될 수 있으며, 호산구 수가 얼마나 늘어났는가 하는 정도가 병의 심한 정도와 관련이 있는 경우가 많습니다. 면역글로불린 E치는 총항체치와 항원특이항체치로 나눌 수 있는데, 일반적으로 총항체치가 높으면 아토피 체질의 가능성을 나타내고 환자의 임상 증상이 알레르기성 때문이라 추정 할 수 있습니다.

항원특이항체치는 각각의 알레르기 원인물질에 대한 우리 몸의 반응 정도를 나타내는 것으로서, 피부반응검사와 더불어 알레르기 원인물질이 무엇인지 알아보는 검사입니다. 예를 들어 환경요법을 위해서 알레르기의

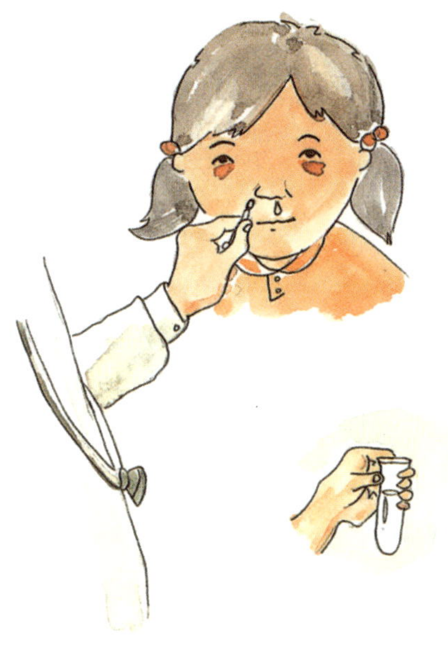

원인을 밝히거나 면역요법이 필요한 때 병력상 의심이 되는 알레르기 원인물질이 무엇인지를 검사를 하는 것입니다.

알레르기 피부반응검사는 피부에 알레르기 원인물질을 한 방울 떨어뜨린 후 바늘로 그 부위의 피부를 살짝 들어 올리는 단자 검사가 일반적으로 사용되며 주요 알레르기 원인물질인 집먼지진드기, 꽃가루, 고양이 털 및 비듬, 바퀴벌레, 곰팡이 등의 항원을 사용합니다. 알레르기 피부반응검사는 혈액검사에 비해 결과를 빨리 알 수 있으며 많은 종류의 알레르기 원인물질을 동시에 검사할 수 있는 등의 장점이 있습니다.

Q52 알레르기성 비염은 어떻게 치료하나요?

알레르기성 비염 치료의 목적은 막힌 코를 뚫어 주고 콧물과 재채기를 줄이며, 코막힘과 관련된 합병증 및 재발성 증상의 치료 및 예방입니다. 알레르기성 비염의 치료 방법에는 환경 조절 등을 통한 회피요법, 약물치료, 면역요법 등이 있으며 환자의 심한 정도를 고려하여 치료 방침을 세우게 됩니다.

알레르기성 비염과 같은 알레르기질환은 알레르기 원인물질이나 증상을 악화시키는 유발요인에 노출되는 것을 피하는 회피요법이 가장 근본적인 치료입니다. 알레르기성 비염의 흔한 알레르기 원인물질인 꽃가루와 집먼지진드기에 대한 회피요법으로, 알레르기 원인물질에 노출을 상당히 줄일 수는 있으나 알레르기 원인물질의 완전한 회피는 거의 불가능합니다.

따라서 알레르기성 비염의 증상에 대한 약물치료가 사용되는데 여기에는 항히스타민제, 코 혈관 수축제, 비스테로이드성 항염증제, 스테로이드성 항염증제 등이 있습니다. 이 중에서 항염증제는 증상이 나타나기 전에 미리 사용하면 더 효과적입니다.

항히스타민제는 알레르기성 비염의 주요 치료 약제 중 한 가지로 증상 중에서 재채기, 코 가려움증 및 콧물에는 효과적이나 코막힘에는 효과가 적습니다. 항히스타민제는 복용 후 대개 30분에서 2시간 내에 증상이 좋아지며 부작용으로는 진정 작용(졸음)이 있을 수 있습니다.

코 혈관 수축제는 늘어난 코 혈관을 오므라들게 해서 막힌 코를 뚫어 숨쉬기 편하게 합니다. 뿌리는 코 혈관 수축제는 5일 이상 장기간 사용하면 오히려 비점막이 부어 코막힘이 더 심해지는 약물성 비염이 생길 수 있기 때문에 가능한 한 사용하지 않도록 해야 합니다.

비스테로이드성 항염증제와 스테로이드성 항염증제는 계절성 혹은 통년성 비염 환자에게 재채기, 콧물, 코 가려움증의 예방에 있어서 효과적이며 계절 증상이 시작되기 전이나 혹은 알레르기 원인물질에 노출되기 전에 미리 사용하면 가장 효과가 좋습니다. 간혹 이런 약제들을 사용하기 시작한 알레르기성 비염 어린이의 부모 중에는 증상이 금방 좋아지지 않는다고 불평하는 경우가 있습니다. 그러나 이 약제들은 코안의 알레르기 염증을 치료함으로써 알레르기성 비염을 근본적으로 치료하는 예방약이기 때문에 약을 사용한 후 3~7일 정도 지나야 증상이 좋아집니다.

기타 약제로는 항알레르기 약제인 케토티펜(자디텐)이나 세트리진(지르텍) 복용약이 있는데, 이 약제들은 항히스타민 효과뿐 아니라 알레르기염증도 다소 억제시키는 효과가 있습니다.

면역 치료는 밝혀진 알레르기 원인물질에 대한 회피요법이 불가능하거나 약물치료로도 증상이 호전되지 않을 때 시행하는데, 처음에는 소량의 알레르기 원인물질을 주사하고 서서히 그 용량을 높여서 목표 용량에 도달하면 일정한 간격을 두고 수년(최소 3년)간 계속합니다.

일반적으로 약물을 코안에 직접 사용하면 몸 전체로 흡수되지 않아 부작용이 거의 없고 그 효과도 복용 약과 유사하거나 오히려 우수해 장기간 치료받아야 할 때 더 편리합니다. 코에 뿌리는 약은 코 뚫리는 약(혈관 수축제), 스테로이드성 항염증제, 비스테로이드성 항염증제, 항히스타민제 등이 있고 그 외에 코안의 보습제로 생리식염수 비액이 있습니다. 제형에는 에어러졸과 비액 스프레이가 있는데, 일반적으로 콧물을 동반한 습한 코에는 에어러졸이 적당하며 반대로 건조한 코의 경우에나 특히 겨울에는 비액 제제가 효과적입니다. 이러한 약 중에는 보호자가 약국에서 직접 구입할 수 있는 것들도 있지만, 반드시 알아 두셔야 할 점은 의사의 지시에 따라서 사용해야 한다는 것입니다.

뿌려서 코 뚫리는 약은 코안의 혈관을 수축시키고 혈류를 감소시켜서 코막힘을 줄이는 작용이 있으며 먹는 약에 비해 효과가 빠르고 더 강합니다. 주로 알레르기성 비염의 초기에 코안이 부어 생기는 심한 코막힘에 효과가 있습니다. 그러나 경구용 코 뚫리는 약은 오래 사용할 수 있는 반면, 뿌리는 코 뚫리는 약은 5일 이상 계속 사용할 때는 오히려 코가 더 막히고 치료해도 잘 낫지 않는 부작용이 생길 수 있으므로 단기간만 사용하여야 합니다.

국소용 스테로이드제는 경구용 스테로이드제보다 부작용이 현저히 적으면서 그 효과는 항히스타민제나 비스테로이드성 항염증제보다 강력하고 효과적입니다. 약제형에는 분말 흡입제, 수성 용액 스프레이, 에어러졸 분무제 등이 있습니다.

비스테로이드성 항염증제로서 크로몰린 비액(리나크롬)이 있는데 이 약제는 코막힘 증상보다는 재채기, 콧물, 가려움증에 효과적입니다. 이 약은 특히 어린이에게 효과가 좋아서 소아 알레르기성 비염의 치료에서 1차 약으로 사용되는 약제이나 효과가 나타나려면 시간이 오래 걸리고 약효 지속 시간이 짧아 하루 4회 정도 사용해야 하는 것이 단점입니다.

항염증제는 예방약으로서 증상이 없을 때에도 지속적으로 사용해야 하는데 간혹 이에 의문을 갖는 보호자들이 있습니다. 그러나 예방약이라는 것은 말 그대로 효과가 서서히 나타나고 그 작용이 보다 근본적인 데 있기 때문에, 평상시에 계속해서 사용하지 않다가 증상이 일단 나타난 후 사용하면 빠르게 효과를 볼 수 없는 것은 당연한 결과입니다. 따라서 알레르기성 비염 증상이 나타나기 전에 투여하여야 최대의 효과를 나타낼 수 있습니다. 통년성 비염의 경우 지속적으로 사용하며, 계절성 알레르기성 비염의 경우에는 꽃가루가 날리기 2주 전부터 해당 계절이 끝날 때까지 사용해야 합니다.

국소용 항히스타민제는 최근에 개발된 약제로서 복용 약보다 효과가 우수하고 부작용이 적습니다. 코 가려움증, 콧물, 재채기 등에 효과적이지만 코막힘에는 효과가 적습니다. 리보스틴과 아젭틴 등이 있고 하루 2회 분무합니다.

Q54 코에 뿌리는 약은 어떻게 사용해야 하나요?

코에 뿌리는 약을 사용할 때는 올바른 사용법을 익히는 것이 중요합니다. 그렇지 않으면 아이를 불편하게 하면서 뿌리는 약이 전혀 효과를 못 볼 수도 있고 잘못된 방법 자체로 부작용이 생길 수도 있습니다. 사용법은 약제나 제형(스프레이, 용액형 등)마다 조금씩 다르지만 대개 다음과 같은 방법으로 사용하면 됩니다.

우선 약을 뿌리기 전에 먼저 아이에게 코를 풀게 하여 코안을 깨끗이 한 후 머리를 약간 앞으로 숙인 자세를 취하면 고르게 뿌려져 더 효과적입니다. 뿌릴 때에는 용기를 충분히 흔들고 뚜껑을 연 후 반대쪽 코를 막고 반드시 코 바깥쪽을 향해서 뿌리고 가운데(코뼈)를 향하지 않도록 주의하여야 합니다. 코에 뿌리는 약은 안약처럼 고개를 뒤로 젖힌 상태로 넣거나 약을 거꾸로 해서 사용하면 안 되고 약을 똑바로 세운 후 사용해야 합니다. 큰 아이의 경우에는 한 비공에 두 번씩 뿌리는데 한 번은 위쪽으로, 나머지 한 번은 아래쪽으로 뿌립니다. 사용 후에는 용기의 뚜껑을 닫고 똑바로 세운 상태에서 보관합니다.

Q55 코에 뿌리는 약에도 부작용이 있나요?

부작용이 없는 약은 없는 만큼 코에 뿌리는 약에도 부작용이 있을 수 있습니다. 일반적인 부작용으로는 약을 뿌릴 때 건조감이나 재채기, 자극감 등이 있을 수 있고 궤양도 생길 수 있으며 섬모운동이 저하될 수 있습니다.

특히 코가 뻥 뚫리게 하는 코 혈관 수축제는 코막힘에는 효과가 좋으나 5일 이상 계속 사용하면 오히려 코안이 더 붓는 약물성 비염이 생길 수 있어 조심하여야 합니다. 한 예로 아름이는 감기로 코가 막혀 인근 이비인후과 의원에서 코에 약을 뿌리는 치료를 받고 코가 뻥 뚫렸으나 그 후 코안이 자주 막혀 오랫동안 뿌려댔더니 오히려 코가 더 막히게 되고 어떤 치료로도 낫지가 않아서 고생을 하였습니다. 혹을 떼려다 혹을 붙인 셈이죠. 특히 영아에게는 코 뚫리는 약의 사용만으로도 내복약을 먹은 후에 생길 수 있는 전신 부작용인 구역질, 어지럼증, 신경성 두근거림 등이 있을 수 있어 주의하여야 합니다.

비스테로이드 항염증제(리나크롬)는 부작용이 거의 없다는 것이 어린이에게 사용할 때 장점이지만 뿌리고 난 후 목이나 코가 따가워 아이들이 싫어하는 경우가 간혹 있습니다.

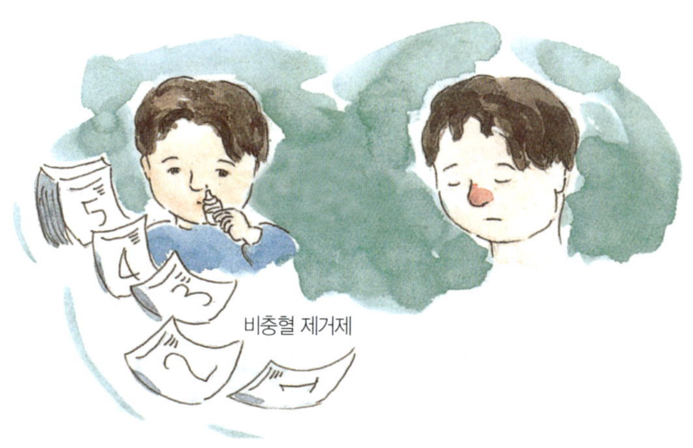

비충혈 제거제 사용에 주의를 요합니다.

국소 스테로이드제의 흔한 부작용으로는 약을 뿌린 직후 코안이 맵거나 따가워 아이들이 싫어하는 경우가 약의 종류에 따라 있을 수 있으나 대개 조금 더 사용하면 없어집니다. 그 외에 재채기, 콧물이 유발될 수도 있고 코안이 마르거나 코딱지가 생긴다든지 코피가 날 수 있습니다. 심한 부작용인 비중격 천공은 극히 드물지만 사용하는 도중에 코피가 발생되면 그 위험이 커지므로 일단 분무제의 사용을 중단하고 담당 의사에게 진찰을 받아야만 합니다. 국소용 항히스타민제도 건조감, 자극, 비출혈 등의 부작용이 드물게 있을 수 있습니다.

보호자들이 알아 두어야 할 것은 이러한 부작용이 있음에도 불구하고 의사가 이러한 코에 뿌리는 약, 특히 국소 스테로이드의 사용을 권장하는 이유는 적절히 사용하면 치료 효과가 탁월한 반면 부작용은 매우 드물기 때문입니다. 따라서 소아 알레르기 전문 의사가 처방하는 약은 안심하고 사용해도 됩니다.

Q56 약물치료 이외에 알레르기성 비염의 치료 방법에는 어떤 것이 있습니까?

약물치료 이외의 알레르기성 비염의 보조 치료에는 환경요법, 생리식염수를 이용하는 코 세척, 국소온열요법 및 수술 치료가 있습니다.

우선 환경요법은 알레르기 원인물질이 없는 환경을 만들어 주고 보다 적극적으로는 알레르기 원인물질을 회피하는 것을 말합니다. 그러니까 좁은 의미로는 회피요법과 같다고 할 수 있습니다. 통년성 비염의 가장 흔한 알레르기 원인물질인 집먼지진드기에 대해서는 실내 환경 관리, 즉 온도와 습도, 침구 관리 등 실내에서 집먼지진드기의 양을 줄이는 방법(앞의 Q24 참고)이 도움이 될 수 있습니다. 꽃가루에 의한 계절성 알레르기성 비염의 경우에는 대기 중의 꽃가루를 완전히 회피한다는 것은 현실적으로는 불가능하므로 현재의 환경에서 가능한 꽃가루에의 노출을 줄이도록 합니다. 이외에도 증상을 악화시키는 감기, 스트레스, 피로 및 급작스런 온도 변화 등의 유발요인을 피하도록 합니다.

두 번째로 코안을 생리식염수로 씻어 내는 방법이 사용될 수 있습니다. 보통 생리식염수를 이용하며 세척 직후에는 증상이 심해지는 것 같으나 30분 정도 지나면서 증상이 나아집니다. 생리식염수의 온도는 너무 차

갑지 않은 30℃ 정도가 적당합니다. 그러나 어린이의 경우에는 이관(목 안과 귀를 연결시키는 유스타키오관)을 통해 중이염이 올 수도 있고 기도로 흡인될 수도 있으므로, 특히 어린 영아일 경우 주의하여야 하며 아이를 눕혀서 하면 절대로 안 됩니다. 보다 간편하게는 코안으로 생리식염수를 뿌려 주기만 하는 방법이 있습니다. 이와 같은 생리식염수 비강 분무는 비강 세척과는 달리 작은 생리식염수액을 휴대하고 다니면서 사용할 수 있는 간편한 방법으로, 그 효과로 끈끈한 점액을 묽게 해서 가피(코딱지)가 적게 형성되게 하고 점막을 촉촉하게 하여 코피나 코 자극을 줄이고 냄새를 잘 맡게 할 수 있습니다.

세 번째로는 기구에서 나오는 더운 증기를 코로 들이마시는 국소온열 요법이 있는데, 이는 더운 증기로 코안의 온도를 높혀서 코점막의 염증을 줄이고 감기 바이러스의 번식을 억제하는 효과를 이용하는 것으로 코막힘에 효과를 볼 수도 있습니다.

네 번째 방법으로는 수술을 이용하는 것인데 최근 레이저 등의 수술 방법을 이용해서 코안의 일부 조직을 잘라 내어 코안의 통로를 넓혀 주는 방법이 시도되고 있다는 것을 들어 본 적이 있을 겁니다. 그러나 이 방법은 듣기에는 그럴듯하지만 우리 몸의 조직이라는 것은 잘라 없애거나 레이저로 지져서 파괴하면 오히려 그전보다 안 좋은 모양으로 다시 생겨나는 속성이 있어서, 이러한 수술로 일시적인 코 증상의 호전이 있을 수 있으나 실제로 한참 뒤에는 거의 같거나 더 심한 코 증상이 생길 수 있다는 것을 알아 두어야 합니다. 한편 코안에 물혹(비용)이 있는 경우나 코 가운데 뼈가 심하게 휘어 있으면 떼어 주거나 비중격 교정술을 하면 코막힘 해소에 도움이 될 수 있습니다.

Q57 알레르기 원인물질을 없애려면 어떻게 하나요?

알레르기질환에서 원인이 되는 알레르기 원인물질(알레르기 항원)이 밝혀진 경우, 알레르기 원인물질에 노출되는 것을 피하는 것이 가장 근본적인 치료입니다. 실제로 완벽하게 알레르기 원인물질을 피하거나 실내에서 제거하기는 어렵습니다만, 실내에서 알레르기 원인물질의 농도를 어느 정도라도 낮출 수 있다면 아이의 증상 호전에 큰 도움이 될 수 있습니다. 가장 대표적인 알레르기 원인물질인 집먼지진드기와 꽃가루에 대한 환경(회피)요법은 다음과 같습니다.

먼저 통년성 비염의 가장 흔한 알레르기 원인물질인 집먼지진드기는 주로 실내의 먼지 속에서 발견되며, 크기는 0.3mm로 육안으로는 보이지 않고 배설물과 죽은 몸체가 주된 알레르기 유발물질입니다. 이들은 섭씨 25℃ 내외의 온도와 상대 습도 70%에서 잘 번식하며 주로 카펫, 매트리스, 이불, 베개 등에서 삽니다. 다음과 같은 방법들이 집먼지진드기에 노출을 줄이는 데 도움이 될 수 있습니다. 아이방이나 주로 활동하는 곳에서 천으로 된 가구나 카펫을 치우고 두꺼운 천 커튼을 닦을 수 있는 플라스틱 블라인드로 바꾸거나 주기적으로 세탁합니다. 아이방에서 모 담요, 새털 침구, 쿠션 등을 치우고 쌓아 놓은 책, 봉제 인형 등 먼지가 쌓이기 쉬운 것들을 없애며 모든 옷은 옷장에 넣고 문을 항상 닫아 놓습니다. 침구류는 최소한 2주에 1회 이상 집먼지진드기를 죽이고 알레르기 원인물질도 제거할 수 있는 뜨거운 물(55℃ 이상)로 세탁합니다. 매트리스와 이불, 베개 등 침구류를 집먼지진드기의 알레르기 원인물질이 통과하지 못하는 커버로 싸서 밀봉합니다(앞의 Q23, Q24 참고). 덥고 습한 계절에는 에어컨이나 제습기를 사용하여 실내 습도가 50% 이하가 되도록 합니다(앞의 Q21 참고).

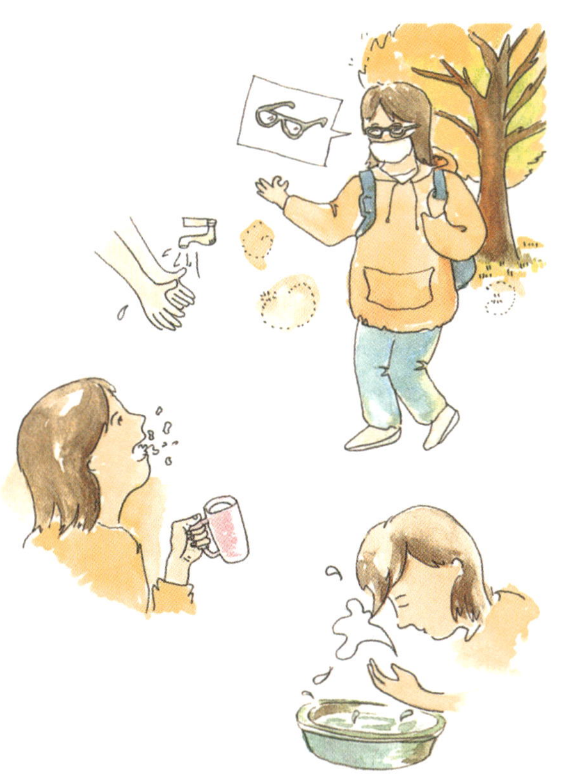

 어린이 알레르기를 이겨내는 101가지 지혜

꽃가루 알레르기 원인물질에 의한 계절성 알레르기성 비염의 경우, 공기 중 꽃가루 수와 증상의 심한 정도와는 매우 밀접하게 관련됩니다. 따라서 원인 꽃가루에의 노출을 줄이면 증상 감소에 도움이 될 수 있습니다. 그러나 공기 중의 꽃가루를 완전히 피한다는 것은 현실적으로는 불가능하므로 현재의 환경에서 가능한 한 최대한 꽃가루에 노출되는 것을 줄이도록 하며 다음과 같은 방법들이 도움이 될 수 있습니다.

원인 꽃가루의 유행 시기에는 될 수 있으면 외출을 삼가며 특히 바람이 강하게 부는 맑은 날에는 꽃가루가 많이 날리므로 주의하여야 합니다. 또한 침구류도 밖에 널지 않습니다. 외출할 때는 가능하면 마스크, 모자, 안경 등을 착용하며 외출 후에는 옷을 잘 털고 집 안에 들어온 후 손을 씻고 양치질을 합니다.

원인 꽃가루의 유행 시기에는 창문을 밀폐하며 에어컨을 이용해서 실외 환기를 하고 실내에는 고효능 입자공기(헤파필터)나 전자침전기가 장착된 공기정화기를 설치하면 실내로 들어온 꽃가루를 걸러 내는 데 도움이 됩니다. 그러나 이러한 알레르기 원인물질 회피만으로는 증상을 완전히 낫게 할 수는 없습니다. 따라서 알레르기 전문 의사의 처방에 따라 적절한 치료약과 예방약을 쓰면서 적절한 환경요법으로 알레르기 원인물질 회피를 한다면 약을 많이 그리고 오래 쓰지 않고도 증상이 나아질 수 있습니다.

 알레르기성 비염에도
면역요법을 하나요?

면역요법은 알레르기 피부반응검사나 혈액검사로 알레르기 원인물질이 확인된 알레르기성 비염 어린이에게서 약으로 증상 조절이 잘되지 않거나 약의 부작용으로 약물치료를 계속할 수 없고, 환경요법으로 알레르기 원인물질을 피할 수 없는 경우에 하게 됩니다. 또한 알레르기성 비염 어린이의 상당수, 즉 50~70%에서는 천식에서 나타나는 기관지과민증이 같이 있어 알레르기성 비염이 알레르기 원인물질에 노출되어 기관지천식으로 진행되는 것을 방지하기 위해서 면역 치료가 추천되기도 합니다.

치료 방법은 검사로 확인된 알레르기 원인물질을 낮은 농도부터 점차 양을 늘려 가면서 주사하고 목표 치료 농도에 도달하면 일정 기간의 간격으로 주사합니다. 그러나 모든 알레르기 원인물질로 면역 치료를 할 수 있는 것은 아니고 집먼지진드기, 꽃가루, 고양이 알레르기 원인물질 및 일부의 곰팡이 등을 이용한 면역 치료에서 효과가 있는 것으로 확인되었습니다.

언뜻 보기에는 그다지 어려운 치료가 아니라고 생각할지 모르지만 알레르기 원인물질을 주사함으로써 면역계를 길들인다는 것이 그렇게 간단

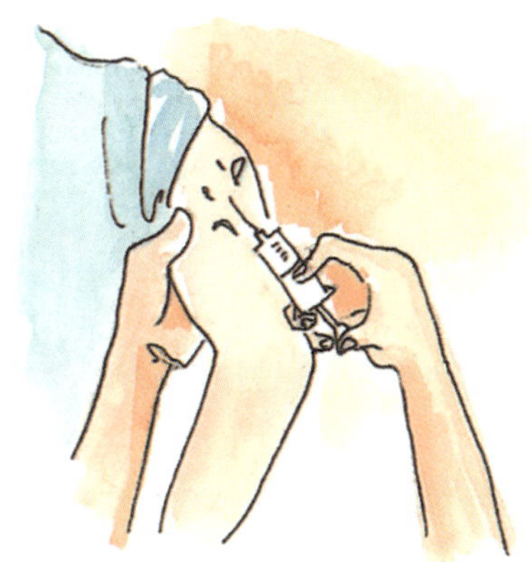

하지 않습니다. 따라서 면역 치료는 환경요법, 약물요법 등에 잘 듣지 않는 경우에 한해서 시행하는 것입니다. 즉 환경요법이나 약물요법을 철저히 시행하지도 않고 '주사로 체질을 바꾼다'는 것에 연연하여 무턱대고 면역요법에만 기대를 거는 것은 순서에 맞지 않고 바람직하지 않습니다 (앞의 Q32 참고).

매우 드물지만 심한 알레르기 반응 등의 부작용이 주사 후 나타날 수 있기 때문에 면역 치료는 항상 응급처치가 준비된 상황에서 시행해야 하며, 반드시 주사 후 30분 간 병원에 머물러 의사에게 이상이 없는지 확인받고 나서 귀가해야 합니다.

이처럼 알레르기성 비염에서 면역 치료는 엄격한 적응증으로 꼭 필요한 환자를 대상으로 시행되는 것이며 충분한 지식과 경험을 지닌 알레르기 전문 의사의 진료하에 시행하는 것이 필수적입니다.

# Q59 알레르기성 비염과 동반되는 알레르기성 결막염은 어떻게 치료하나요?

알레르기성 비염 아동은 코 증상과 아울러 눈에 눈물이 나거나 가려움증이 반복적으로 나타나는 알레르기성 결막염이 흔히 있습니다.

알레르기 결막염의 치료는 알레르기성 비염과 마찬가지로 가능한 한 밝혀진 알레르기 원인물질을 회피하도록 노력하는 것이 첫 번째입니다.

일반적으로 눈 가려움증은 눈에 찬찜질을 해서 좋아질 수 있습니다. 모든 안약을 사용 전에 냉장고에 넣어 두었다가 사용 직전에 꺼내서 사용하면 보다 나은 효과를 볼 수 있습니다. 또한 인공눈물을 하루에 2~4번 필요할 때마다 사용할 수 있습니다. 이렇게 하면 눈에 닿은 알레르기 원인물질을 직접 제거하거나 그 농도를 묽게 할 수 있습니다. 만약 인공눈물의 사용이 어려우면 안약을 저녁 시간에 사용할 수도 있습니다.

혈관 수축제는 흔히 항히스타민제와 함께 사용되는데 눈의 충혈(눈 흰자위가 빨개지는 것)을 줄이는 데 매우 효과적입니다. 코 뚫리는 약(코 충혈 제거제)을 장기간 사용하면 약물성 비염이 생겨서 코막힘이 더 심해지는 것처럼, 눈에 충혈 제거제 안약도 장기간 사용하면 비슷한 부작용으로 눈이 더 빨개져서 약을 끊어도 없어지지 않을 수 있으므로 조심해야 합니다

(약물성 결막염).

항히스타민제 복용약이나 국소 항히스타민제와 혈관 수축제가 함께 들어간 안약은 증상의 일시적 완화를 위해서 사용됩니다. 최근에는 국소 항히스타민제 안약(리보스틴)이 사용되고 있으며 눈 가려움증 조절에 효과가 있습니다.

만약 특정 시기에 나타나는 계절성 알레르기성 비염과 동반된 계절성 증상인 경우에는 크로몰린 안약(옵티크롬)과 같은 예방약제를 알레르기 계절이 시작되기 4주 전부터 규칙적으로 해당 기간 동안 사용하여 증상을 크게 줄일 수 있습니다. 또한 통년성인 경우에도 크로몰린 안약을 규칙적으로 사용하여 알레르기성 결막염 증세를 예방할 수 있습니다. 크로몰린 안약은 치료 시작 후 2~5일이 지나야 효과가 나타나며 최대 효과는 치료 시작 후 15일경에 나타납니다.

스테로이드 안약은 비강 내 스테로이드제가 안전한 것과는 달리 감염과 백내장의 위험성 등으로 눈에 해로울 수 있기 때문에 전문 의사의 처방 없이 함부로 약을 사용하면 절대로 안 됩니다.

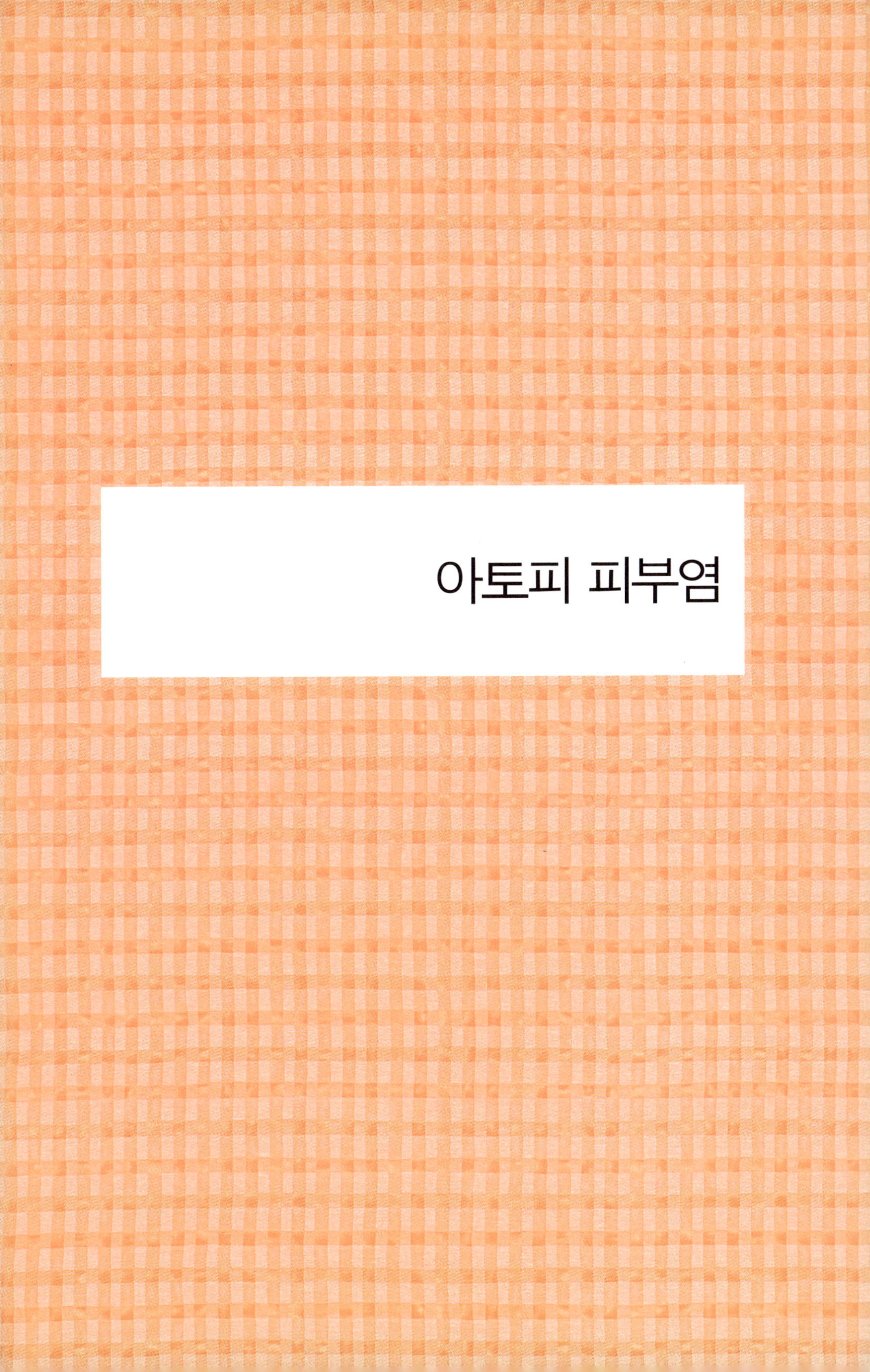
아토피 피부염

Q60 아토피 피부염은 어떤 병인가요?

아토피 피부염은 어린이에게 흔히 볼 수 있는 대표적인 알레르기질환의 하나로 흔히 태열이라고도 하는데, 얼굴에서 시작되어 건조하고 거친 피부를 보이고 매우 가려워하는 것이 특징입니다.

그러나 어린아이에게는 아토피 피부염과 비슷한 증상을 보이는 피부 질환이 많아 정확하게 구분하기가 어려우므로 아토피 피부염의 진단을 위하여는 다음의 몇 가지 주요 증상과 부수적인 증상을 잘 살펴보는 것이 도움이 됩니다.

주요 증상으로는 첫째, 매우 가려워합니다. 가렵지 않은 피부 질환은 아토피 피부염으로 말하기 어렵습니다. 둘째, 나이에 따라 피부 증상이 나타나는 부위가 다른 특징이 있습니다. 생후 1~2개월부터 얼굴, 특히 뺨에 생기기 시작하여 돌이 지나면서 몸통과 팔다리 등에 많으며, 아이가 자라면서 3~4세경부터는 팔다리의 접히는 부위에 많이 나타나는 것이 특징입니다. 셋째, 오랫동안 지속되고 조금 좋아지다가도 재발을 잘합니다. 넷째, 부모나 형제 중 또는 환자 자신이 천식이나 다른 알레르기질환을 전에 갖고 있었거나 현재까지 갖고 있는 경우가 많습니다.

그 외의 부수적인 증상으로 건성 피부로 피부가 건조하고 갈라져 있

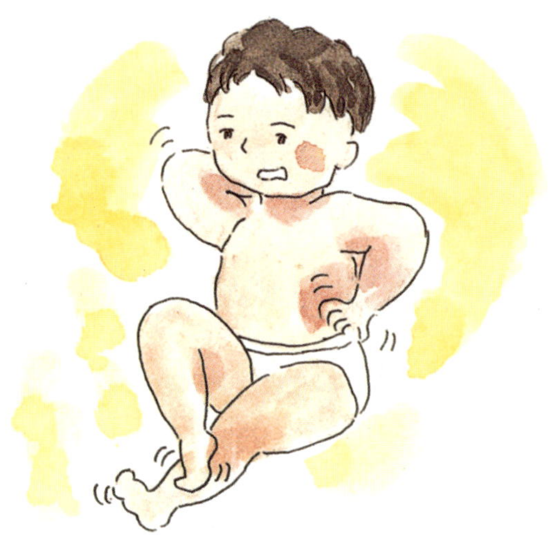

고, 심하면 피부가 바늘처럼 갈라져 보이는 어린선이 나타나기도 합니다. 손발에 주름이 많고 손바닥이 반짝반짝 윤이 나는 경우도 있습니다. 눈 밑이 건조하여 주름이 많이 있는 경우도 볼 수 있고, 자주 눈이 가렵고 각막염·결막염 등이 반복됩니다. 입술이 건조해지며 잘 갈라지고, 젖꼭지 주변에도 습진이 심합니다. 모공각화증(닭살)을 볼 수도 있습니다. 엉덩이 밑(의자에 닿는 부분)의 피부가 건조하고 두꺼워져 있는 것을 볼 수 있습니다. 이런 환자들은 알레르기 피부반응검사나 혈액검사에서 알레르기 체질이나 원인물질이 증명되는 경우가 많습니다. 비교적 어린 나이에 증상이 시작되고 생후 3개월에서 5세 사이의 어린이에게서 흔히 볼 수 있습니다. 그 외에도 피부 감염에 잘 걸리는 편입니다.

아토피 피부염이 잘 나타나는 계절은 알레르기를 일으키는 원인이 무엇이냐에 따라 다릅니다. 집먼지진드기나 음식물에 의한 아토피 피부염은 계절과 관계없이 1년 내내 나타날 수 있으며, 꽃가루나 곰팡이 등에 의한 아토피 피부염은 꽃가루나 곰팡이 등이 많은 계절에 증상이 심하게 나타날 수 있습니다.

일반적으로는 겨울철 건조하고 추운 날씨가 아토피 피부염을 악화시킵니다. 반면에 여름날의 따뜻한 햇볕이 피부에 도움이 될 수 있으나, 너무 덥거나 습해서 땀이 많이 나면 피부를 가렵게 만들어 아토피 피부염을 악화시킬 수 있습니다. 실내 온도가 높거나 건조해도 피부의 가려움증이 심해져 많이 긁게 되고 피부에 상처를 내어 피부염이 악화될 수 있으므로 계절에 관계없이 적당한 습도와 온도를 유지하는 것이 무엇보다 중요합니다.

Q62 아토피 피부염도 유전되나요?

일반적으로 대부분의 알레르기질환은 유전적 소인을 갖고 있습니다. 아토피 피부염도 예외는 아니어서 가족 중에 아토피 피부염이 있으면 더 많이 발병하는 것으로 알려져 있습니다. 또한 기관지천식이나 알레르기성 비염 등의 다른 알레르기질환을 갖고 있는 환자에게 아토피 피부염이 더 잘 생깁니다. 일란성 쌍둥이는 알레르기질환을 둘 다 갖고 있는 예가 많으며, 가족 중에 아토피 피부염 환자가 있는 가족 내에서 아토피 피부염을 갖고 있는 어린이가 훨씬 많습니다. 형이나 누나가 기관지천식이 있는 경우 동생이 아토피 피부염을 갖고 있다거나 부모 중에 아토피 피부염이 있는 경우, 자녀가 아토피 피부염이나 다른 알레르기질환을 갖고 있는 예가 많다는 것이지요.

그러나 이런 가족력이 있다고 하여 모든 어린이에게 알레르기질환이 생기는 것은 아니며, 환경적 요소나 식습관 등 다른 여러 요인이 복합적으로 관여하는 질환이므로 100% 유전되는 질환이라고 말할 수는 없습니다. 실제로 첫째아이에게 심한 아토피 피부염이 있던 경우, 동생을 신생아기부터 모유를 먹이고, 이유식을 늦게 하고, 일찍부터 소아 알레르기 전문의와 상담하여 잘 관찰하고 조절함으로써 둘째아이의 알레르기질환을 예방하는 경우도 많습니다.

　그러므로 가족 중에 알레르기질환의 가족력이 있거나 자녀가 신생아기부터 알레르기질환의 증상을 보이는 경우에 일찍부터 발견하여 잘 관찰하고 조절한다면, 알레르기질환을 예방할 수 있다는 점을 알아야 합니다.

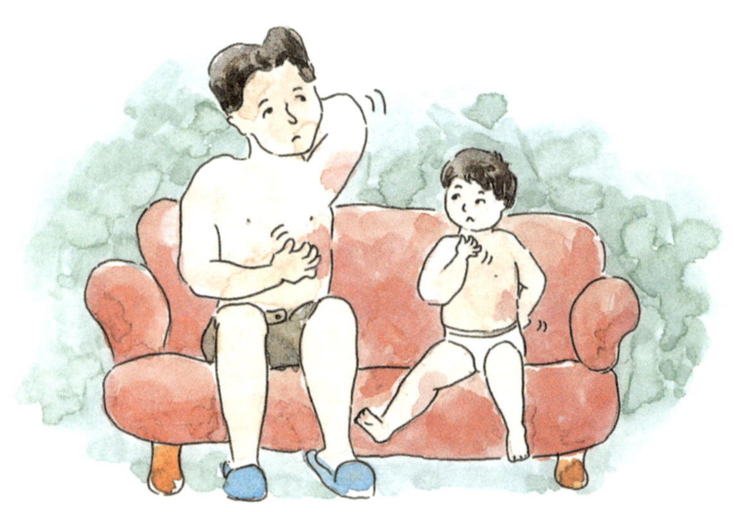

아토피 피부염의 원인에는 여러 가지가 있으나, 그중 어린이의 경우 약 30% 정도에서 음식물 알레르기와 연관이 있는 것으로 알려져 있습니다.

아토피 피부염은 어린이에게서 볼 수 있는 알레르기질환 중에서도 가장 일찍 증상이 나타나는 질환으로서, 돌 전에 어린아이가 먹는 음식물 특히 우유, 달걀, 콩류 등이 관련이 되는 경우가 많습니다.

실제로 음식물에 의한 알레르기 증상 중에는 아토피 피부염의 형태로 나타나는 것이 많으므로 아토피 피부염과 음식물은 밀접한 관계가 있다고 볼 수 있습니다. 또한 신생아는 아직 장 점막이 미숙하여 분자량이 큰 물질의 흡수가 많으므로 삼투압의 변화로 인한 설사를 초래할 수 있고, 이로 인해 2차적으로 우유 내에 함유된 유당을 소화시키는 유당 분해효소가 부족하여 생기는 유당불내성이나 음식물 알레르기 같은 질환을 일으킬 위험성이 큽니다.

음식물이 실제 아토피 피부염의 원인으로 작용하는지는 세심한 관찰과 검사가 이루어져야 합니다. 먼저 병의 경과를 관찰하여 아이의 피부 증상과 관계가 있다고 의심되는 음식물을 찾아내어, 이 음식물을 일정 기간 제거하여(제거식이) 증상이 없어지는지 확인하고, 다시 그 음식물을 먹여 보아(유발식이) 같은 증상이 재발하는지를 확인하여야 합니다. 이런 과정을 적어도 2번 이상 실시하여 같은 결과를 얻어야만 그 음식물이 원인이 된다고 생각하는 것입니다. 그 외에도 혈액검사나 피부반응검사로 원인음식물을 검사하기도 하지만 이런 방법은 그리 신빙성이 높지 않습니다.

음식물이 아토피 피부염의 원인이 되는 경우에는 아이에게 먹이는 이유식이나 보충식에서 원인이 되는 음식물을 피하는 것이 도움이 됩니다. 그

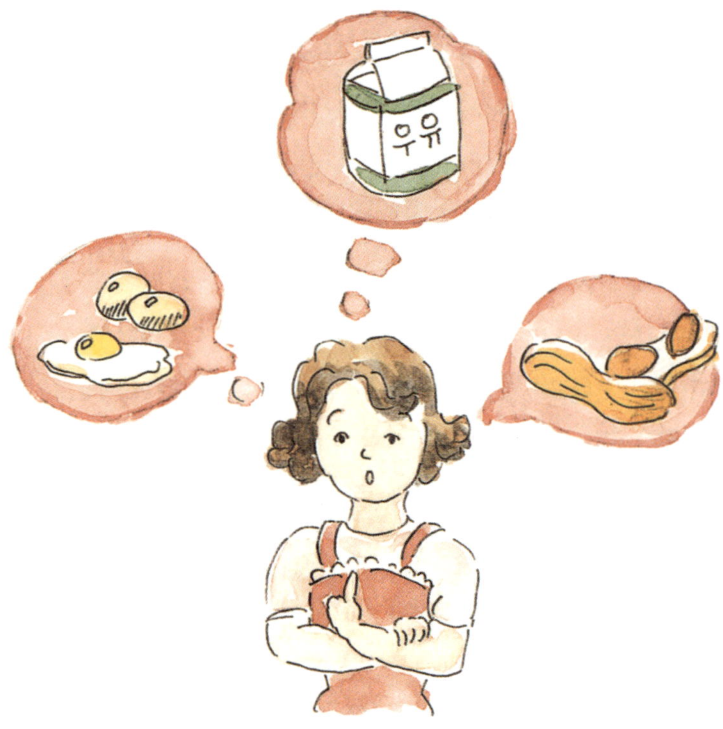

뿐만 아니라 모유를 먹이는 아이의 경우에는 모유를 통해서 알레르기 원인음식물이 아이에게 전해질 수 있으므로 엄마가 원인이 되는 음식물을 먹지 않는 것이 도움이 됩니다.

그러나 아기가 아토피 피부염이 있다고 무조건 우유나 계란 등을 먹이지 않거나 대체 우유를 먹이는 등, 원인으로 생각되는 모든 음식물 섭취를 금지하는 것은 바람직하지 않습니다. 음식물의 원인이 된다고 생각되는 경우에는 소아 알레르기 전문의와 상의하여 정확한 진단을 한 후 원인음식물을 선별하여 먹이지 않도록 하여야 합니다.

음식물이 아토피 피부염의 원인으로 확인이 되었다고 하더라도 평생 해당 음식물을 먹지 못하는 것은 아닙니다. 일정 기간 동안 원인음식물을 제거하였다가 서서히 다시 먹이는 방법으로 치료하게 됩니다. 또한 원인음식물을 먹지 않는 방법에도 여러 가지가 있으므로 반드시 전문의와 상의하여 결정하여야 하며, 다시 먹이는 시기나 방법도 조심스러운 주의가 필요합니다.

무조건 원인음식물을 모두 회피하거나 정확한 진단 없이 추측으로 원인으로 생각되는 음식물을 금지시킨다면 한창 성장하고 발육하여야 할 어린이에게 치명적인 영양 결핍이나 발육 장애를 초래할 수 있으므로 주의하여야 합니다.

 아토피 피부염 어린이는
서늘한 곳을 좋아하나요?

아토피 피부염은 가려움증이 심한 질환인데 집 안의 온도가 너무 높거나 너무 건조하면 가려움증이 심해집니다. 반대로 온도가 낮으면 가려움증이 덜해지므로 아이들이 시원한 곳을 좋아합니다.

저녁에 이불을 덮지 않고 자거나 찬 바닥을 좋아하는 것도 다 가려움증을 해소하기 위해서입니다. 세수를 하고 물기를 닦지 않고 그대로 말리고 다시 물을 바르는 아이가 있는데, 이 역시 물기가 있는 동안 어느 정도 피부에 수분이 있다가 증발하면서 일시적으로 피부가 시원한 느낌을 가져오기 때문이지요. 그러나 그런 방법은 물기가 증발하면서 더욱 피부를 건조하게 하므로 반복할수록 악순환이 됩니다.

병원에 와서 대기 시간이 길어지면 현관 입구 대리석 찬 바닥에 누워 있는 아이도 보았습니다. 찬바람과 습기를 쐬면 가려움증이 덜해지므로 냉장고 문 열기를 좋아하기도 합니다. 이런 예들이 모두 가려움증을 해소하려는 아이들 나름대로의 노력의 표현이라고 할 수 있습니다. 그러나 이런 방법들은 모두 결과적으로는 피부를 더욱 건조하고 가렵게 하므로 항상 적절한 온도와 습도를 유지할 수 있도록 보살펴야 하겠습니다.

Q65 스트레스가 아토피 피부염 증상과 관계가 있습니까?

한마디로 밀접한 관계가 있습니다. 스트레스는 아토피 피부염의 발병이나 악화에 중요한 원인으로서, 흥분하거나 좌절하고 꾸중을 들었을 때, 시험 중이나 학업 성적이 떨어진 때 등과 성인에게는 임신, 이혼, 실직, 좌절 등으로 인하여 더욱 증상이 악화될 수 있습니다.

반대로 아토피 피부염 자체가 스트레스가 되어 증상을 악화시키기도 합니다. 아토피 피부염이 있는 어린이는 학교에서 친구들로부터 따돌림을 당하기 쉬우며, 심한 경우 진물과 딱지가 생기고 심한 악취가 나기도 하므로 더욱 학교생활이 어려워집니다. 이로 인해 왕따가 되어 그 자체가 심한 스트레스로 작용하여 아토피 피부염이 악화되는 것은 물론 어린이의 정서적 장애와 성장에도 영향을 줄 수 있습니다.

실제로 환자 중에 매우 심한 아토피 피부염으로 여름에도 긴소매 옷을 입고, 긴치마를 입고 다니는 8세 여자아이가 있었습니다. 항상 자신의 외모에 심한 콤플렉스가 있어 학교 가기도 싫어했습니다. 따라서 학업 성적도 좋지 않은 것은 당연하겠지요. 몇 개월 치료 후 피부 증상이 크게 호전되어 아이가 기분 좋게 반팔 상의를 입고 병원에 왔습니다. 아이는 처음으로 반팔 옷을 입고 자랑스럽게 진찰실에 들어왔는데, 의사 선생님의 얼굴 표정을 한참 보더니 그만 울어 버렸습니다. 의사 선생님이 자기가 반팔 옷을 입은 것을 알아보지 못하고 같이 기뻐해 주지 못했던 것이지요.

이렇게 아토피 피부염을 가진 환자는 본인의 피부에 대해 몹시 민감하며 그 자체가 심한 스트레스가 되기도 합니다.

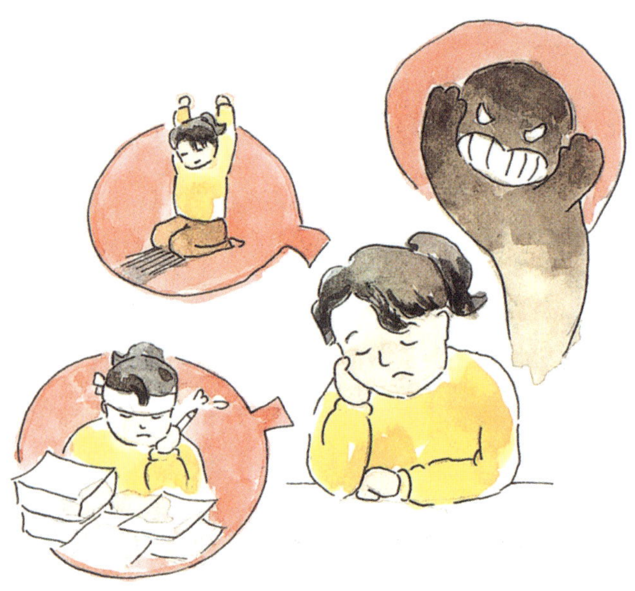

각종 스트레스로 인한 아토피 피부염의 악화

 어린이 알레르기를 이겨내는 101가지 지혜

Q66 어릴 때 아토피 피부염이 있는 아이는 자라면서 천식이 생기나요?

아토피 피부염이나 천식, 알레르기성 비염 등은 모두 알레르기질환군으로 어느 나이에서나 발병할 수 있으나 일반적으로는 나이에 따라 주로 나타나는 병의 형태가 다릅니다.

신생아기나 영아기에는 음식물에 의한 구토, 설사 등의 소화기 증상이나 아토피 피부염이 주로 나타나고, 유치원 등의 공동생활을 시작하게 되면 감기 등 여러 바이러스에 자주 노출되어 감염의 기회가 증가하여 점차 '감기를 달고 사는 아이'가 되고 자주 쌕쌕거리는 천식 증상이 나타나게 됩니다. 즉 만 3~5세 사이에는 전형적인 기관지천식 증상이 나타나는 예가 많습니다. 그후 학교 다니는 나이가 되면서 콧물, 코막힘, 재채기 등의 알레르기 비염 증상이 나타나는 단계를 취하게 됩니다.

이렇게 나이에 따라 한 가지의 알레르기질환이 있다가 점차 좋아지면서 다른 알레르기질환의 증상이 다시 나타나는 현상을 '알레르기의 행진(마치)'이라고 하여 알레르기질환의 자연 경과 중의 하나입니다. 즉 영아기에 아토피 피부염이 있던 환자가 자라면서 피부는 조금 좋아지는 것 같으나, 자주 감기에 걸리고 쌕쌕거리는 기관지천식이 나타나며 천식이 좋아지면서 알레르기성 비염이 생기는 과정을 밟는 경우가 많습니다.

그러나 모든 아이가 이런 과정을 밟는 것은 아니며, 또 모두 같은 순서 대로 병이 생기는 것도 아닙니다. 일반적으로 위에 말한 순서를 밟는 어린이가 많다는 것이지요. 최근에는 맞벌이 부부가 많아지면서 일찍부터 아이를 놀이방이나 탁아소 등에 맡기는 경우가 많아져 천식 등의 호흡기 알레르기질환의 발생 연령이 낮아지고 있습니다. 그러므로 어려서부터 알레르기성 질환을 보이는 아이를 일찍부터 진단하여 원인물질을 회피하고 알레르기 예방적인 치료를 함으로써 이런 알레르기질환의 진행 과정을 차단하고 완화시키는 치료를 권장하고 있습니다.

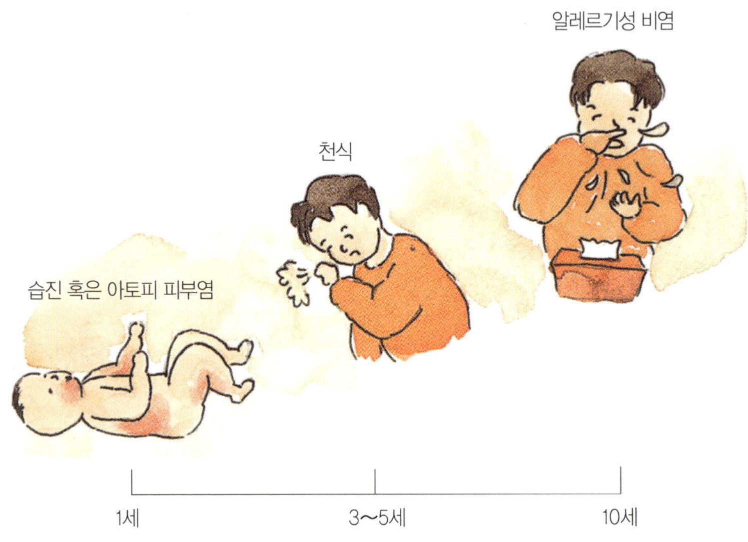

알레르기 행진

Q67 아토피성 피부염을 악화시키는 요인에는 어떤 것들이 있나요?

아토피 피부염 등 알레르기질환을 일으키는 원인은 크게 두 가지로 나눌 수 있는데, 집먼지진드기·음식물 등 직접적으로 몸 안에서 알레르기 반응을 유도하는 물질인 알레르기 항원(알레르기 원인물질)과 알레르기 면역 반응을 직접적으로 유도하지 않더라도 증상을 유발시키고 악화시키는 요인이 되는 물질이나 요소가 있습니다.

아토피 피부염 증상을 유발시키고 악화시키는 데 가장 문제가 되는 것은 피부에 자극을 주는 것이지요. 즉 피부에 자극을 주는 모든 요인이 아토피 피부염을 악화시키는 요인이 되는 것입니다. 예를 들면 실내가 너무 건조하거나 온도가 높은 경우, 땀을 많이 흘리는 경우, 비누나 샴푸 등을 지나치게 자주 사용하거나 사용 후 충분히 닦아 내지 않는 경우, 때를 밀거나 자극성이 강한 로션 등을 바르는 경우, 어린아이에게는 침이나 땀을 많이 흘리는 것, 음식물이 피부에 자주 닿는 것 등이 요인이 될 수 있습니다.

그 외에도 모직이나 나일론 섬유의 옷이나 침구를 사용하거나 거칠고 솔기가 많은 옷 또는 침구를 사용하는 것 등입니다. 또 끈끈한 외용약을 너무 두껍게 바르는 것도 땀의 발산을 막아 증상을 악화시킬 수 있습니다. 이런 요인들은 피부에 자극을 가하기 때문입니다.

아토피 피부염은 가려움이 특징인데 피부에 자극이 가면 가려움증이 심해지고, 자꾸 긁어서 피부에 상처를 내게 되어 세균이 침입하기 쉬워 염증이 생기게 됩니다. 염증이 생기면 물이 닿거나 손이 닿으면 가려움증 외에도 몹시 따갑고 아파서 피부를 청결하게 할 수 없으므로 더욱 세균 감염이 심해지고 악순환이 반복되게 됩니다. 2차적인 피부의 감염 역시 아토피 피부염을 악화시키는 주요 요인이 됩니다.

따라서 피부를 청결히 하고 건조해지지 않도록 온도와 습도를 맞추며 자극성이 있는 세제나 옷을 피하는 것이 무엇보다도 중요합니다.

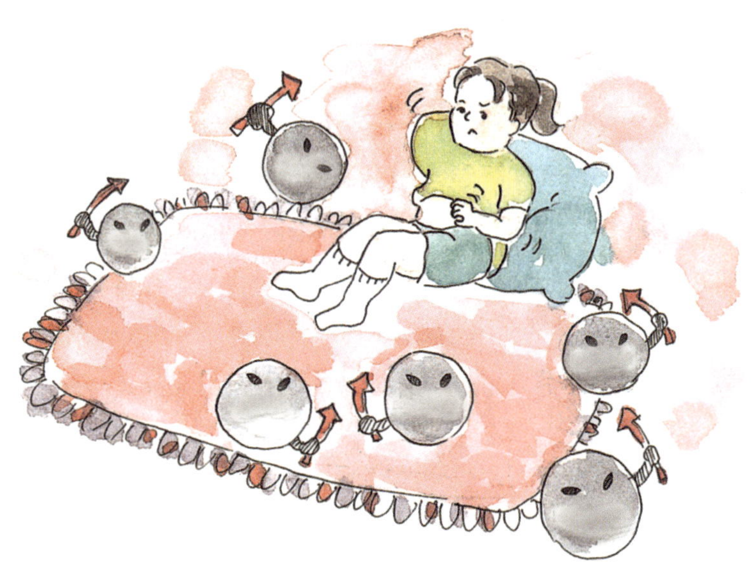

아토피 피부염의 악화 요인

 어린이 알레르기를 이겨내는 101가지 지혜

Q68 아토피성 피부염을 진단하려면 어떤 검사를 받아야 하나요?

아토피 피부염은 검사로 진단하기보다는 대부분 어린이들이 가지고 있는 증상으로 진단하게 됩니다. 혈액검사나 알레르기 피부반응검사 등을 하기도 하지만, 이런 검사들은 아토피 피부염이 알레르기 반응에 의한 것인지를 확인하고 원인물질(알레르기 원인물질)이 무엇인지를 밝혀내는 데 도움이 되는 검사입니다. 환자의 증상이 아토피 피부염인지 다른 병인지를 진단하는 것은 환자의 병력이나 피부 증상으로 진단하게 됩니다.

아토피 피부염이란 피부에 만성적으로 자주 재발하는 염증성 질환으로 주로 2세 이하의 영아나 유아에게서 많이 발생합니다. 기관지천식이나 알레르기성 비염, 아토피 피부염 등의 알레르기질환을 가지고 있는 사람이 많은 가족 사이에 태어난 아이는 발병할 가능성이 높아 유전적 소인을 보이는 질환이라고 할 수 있습니다. 환자 자신도 아토피 피부염 외에 기관지천식이나 비염, 결막염, 음식물 알레르기 등의 다른 알레르기질환을 함께 갖고 있는 경우가 많습니다.

아토피 피부염이 있는 어린이가 보이는 주된 증상은 소양감(가려움증)으로 환경이 너무 건조하거나 실내 온도가 높은 경우, 저녁에 특히 잠자리에 들 무렵에 심해집니다. 이로 인해 긁게 되어 피부가 긁힌 자국과 상처가 생기고 피부가 두터워지는 소위 '태선화' 현상을 보이게 됩니다. 이런 태선화 현상은 어린이에게서는 팔 또는 다리의 접히는 부위에 주로 나타납니다.

아토피 피부염의 피부 소견이 나타나는 부위는 연령에 따라 약간 차이가 있는데, 1세 이하의 영아기에는 주로 얼굴, 특히 뺨이 빨개지고 거칠어지며 가려워하여 이불 또는 안거나 업고 있는 사람에게 자주 비벼대기도 합니다. 기어 다니면서부터는 신체 접촉 부위인 무릎과 팔꿈치 부위에 증상이 나타나기 시작하여 유년기에는 주로 팔꿈치 병변이 흔히 발생하고, 목 부위에 때가 묻은 듯한 양상으로 색소가 침착될 수 있습니다. 건조하고 가려운 증세로 긁은 후에 오는 피부가 두터워진 태선화 병변을 팔꿈치 안쪽이나 오금과 같이 피부가 접하는 부분에서 자주 관찰할 수 있습니다.

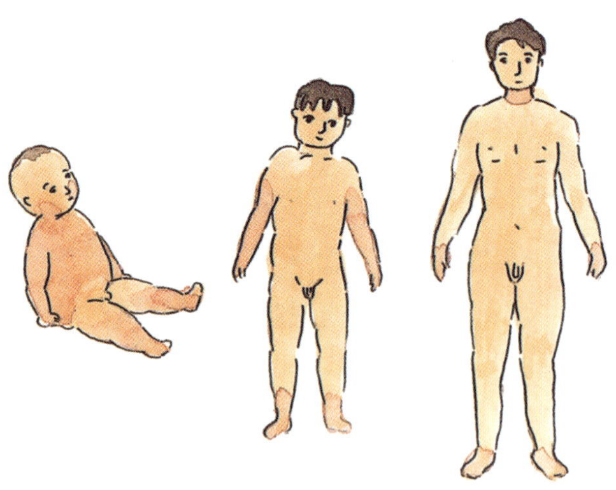

 어린이 알레르기를 이겨내는 101가지 지혜

그 외에도 입술 주위에 구순염이 생겨 심하면 입술 주위가 찢어지거나 주름이 생길 수 있고, 일부 어린이에게서는 귓밥 아래에서 진물이 나고 찢어지는 경우도 있습니다. 젖꼭지 부위나 앉을 때 의자에 닿는 엉덩이 부분의 피부가 거칠고 두꺼워져 있으며, 소름이 끼치거나 닭살이 돋은 것처럼 오톨도톨한 피부를 볼 수 있습니다.

검사로는 아토피 피부염이 알레르기 반응에 의한 것인지를 확인하기 위해 혈액검사로 알레르기 반응에 관여하는 면역글로불린 E라는 특수항체치를 검사하고, 원인 항원을 찾아내기 위해 혈액 내 특이 항체와 알레르기 피부반응검사를 시행합니다.

일반적으로 아토피 피부염이 있는 어린이의 80%에서 혈액 내 특수 항체치가 증가되고, 그 증가된 정도가 피부 병변의 심한 정도 및 병변의 범위와 대략적으로 관계가 있는 것으로 알려져 있습니다.

또한 약 3분의 1 정도의 아토피 피부염 어린이에게서는 음식물이 병의 악화에 중요한 역할을 하는 것으로 알려져 있는데, 그 원인음식물을 제거할 경우에 병변이 호전되기도 합니다. 그리고 집먼지진드기, 애완동물의 비듬이나 털 등 대기 중에 있는 흡입성 원인물질 중의 일부가 아토피 피부염의 악화와 관련이 있다고 합니다. 그래서 원인이 되는 물질을 알아내는 검사를 하게 되는데, 혈액 내 특이 항체의 측정이나 알레르기 피부반응검사를 하여 원인물질을 찾아내기도 합니다. 이렇게 아토피 피부염의 원인이 무엇인지를 확인하고 알아내서 가능한 한 피할 수 있으면 병의 진행과 악화를 막을 수 있으며, 경과를 관찰하고 치료에 도움이 되므로 원인을 찾아내는 검사를 하는 것입니다.

Q69 아토피 피부염에 사용하는 외용제에는 어떤 것들이 있습니까?

　　아토피 피부염에 사용하는 외용제로는 부신피질 호르몬제(스테로이드제)가 가장 대표적인 약제이며, 그 외에 피부 건조를 막고 피부 윤활 작용을 돕는 바셀린 성분의 약제와 세균 감염을 치료하기 위한 항생제 등이 있습니다.

　　국소용 부신피질 호르몬제는 강도에 따라 다양하게 나와 있으므로 환자의 피부 상태에 따라 정확하게 진단한 후 적절한 강도의 약제를 선택하여 사용하여야 합니다.

　　어린이에게는 약한 농도의 하이드로코티손 제제를 사용하는 것이 좋으나 피부 상태가 매우 심한 때에는 다른 농도 또는 다른 성분의 부신피질 호르몬 외용제를 사용하여야 합니다. 그러나 부신피질 호르몬제는 외용제로 사용하더라도 장기간 사용하거나 부적절한 농도의 약제를 무작정 사용하면 부작용이 생길 수 있으므로 주의하여야 합니다.

　　환자의 피부 상태가 빨리 좋아지지 않는다고 무턱대고 강력한 성분의 제제를 사용하거나 장기간 적절한 대책 없이 사용하는 경우 부신피질 호르몬제를 복용하는 것과 마찬가지로 심각한 부작용이 초래될 수 있습니다.

　　아토피 피부염 환자는 항상 피부가 건조하고 가려움증이 동반되므로 피부가 건조하지 않도록 신경을 써야 합니다. 목욕 후 물기를 타월로 문지르지 말고 톡톡 두들겨 잘 닦아 낸 후 피부 윤활 성분이 포함된 로션이나 크림을 바르는 것이 도움이 됩니다.

그 밖에도 대부분의 아토피 피부염 어린이의 피부에서 포도상구균 및 진균 등에 의한 피부 감염이 함께 나타나므로 항생제가 포함된 국소 연고제를 사용하여 악화된 병변을 빨리 좋아지게 할 수도 있습니다. 그러나 피부 외용제에 포함된 항생물질에 의한 과민반응이 있을 수 있으므로 반드시 전문 의사와 상의하여 사용하여야 합니다.

약효의 강도에 따라 분류한 국소용 스테로이드제의 종류

강도	제품명
가장 강력	클로베스타솔 푸로피오네이트
매우 강력	베타메타손 디푸로피오네이트 훌루오시노나이드 하이드로코티손-17-뷰티레이트-21-푸로피오네이트 디훌루코토론 발레이트
강력	덱사메타손 발레이트 할시노나이드 베타메타솔 발레이트
중간 정도	베클로메타손 디프로피오네이트 훌루오시노론 아세테이트 프레드니소론 발레이트
약함	하이드로코티손-17-뷰티레이트 클로베스타손 뷰티레이트 하이드로코티손 로션 하이드로코티손 아세테이트

* 국소용 스테로이드제 도포 시에는 위의 성분을 확인하고 강도에 맞는 외용제를 선택하는 것이 도움이 됩니다.

Q70 얼굴에 스테로이드연고를 발라도 되나요?

얼굴에는 약한 농도의 하이드로코티손 제제를 사용하는 것이 좋습니다. 얼굴 부위는 항상 노출되는 부위이므로 보기 흉하다고 자주 부신피질 호르몬제를 사용하는 경우가 많은데 가능하면 약한 농도로 적게 사용하여야 합니다.

강력한 제제를 사용하면 효과가 빠르고 좋으나 그만큼 부작용이 커진다는 것을 명심하여야 합니다. 강한 농도의 부신피질 호르몬제를 자주 사용하면 피부가 얇아지고 주름이 생기며, 피부 일부가 탈색되기도 하고 실핏줄이 보이는 등의 부작용이 생길 수 있습니다. 따라서 적절한 농도의 스테로이드 외용제를 바르는 것이 도움이 되기는 하나, 그보다는 피부에 자극이 되는 요인을 없애고 피부 청결을 유지하는 것이 더 도움이 됩니다.

어린 소녀의 경우 앞머리를 내린다거나 하여 이마 부위가 머리카락으로 인해 자극이 반복되고 땀이 많이 나면 가려움증이 심해져 자주 긁게 되어 2차적인 피부 감염이 올 수 있으므로 주의하여야 합니다.

Q71 아토피 피부염에 바셀린이나 오일 같은 피부 보습제는 효과가 있나요?

아토피 피부염 환자에서 피부 상태를 호전시키고 악화되지 않도록 하는 데에는 청결과 적절한 외용제를 사용하는 것이 매우 중요합니다.

피부를 깨끗하게 관리하여야 피부에 2차적인 감염을 막을 수 있으며 가려움증 등을 완화시킬 수 있습니다. 이러한 경우에 목욕을 하여 피부를 청결히 하는 것이 도움이 되는데, 목욕을 하더라도 피부의 지방층을 유지할 수 있도록 가능한 한 자극성이 강한 비누를 사용하지 말아야 하며, 목욕 후 몇 분 안에 피부 윤활제나 보습제를 바르는 것이 좋습니다. 목욕 후 사용하는 피부 윤활제나 보습제는 피부의 건조를 막아 가려움증을 줄여 주는데, 증발하기 쉬운 로션 제제보다는 바셀린 등의 기름성분이 함

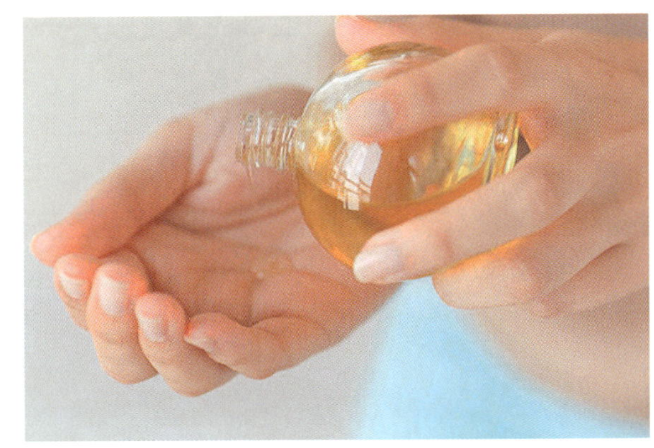

유된 외용제가 피부의 습도 유지에 효과적입니다.

그러나 아토피 피부염이 있는 어린이에 따라서는 외용제로 기름기가 많은 바셀린을 사용하면, 피부를 외부와 차단시켜 땀이 나지 못하게 함으로써 오히려 가려움증이 심해져 병변을 악화시키는 경우도 있습니다. 그러므로 목욕 후 피부가 젖어 있을 때 목욕용 오일이나 바셀린이 함유된 외용제를 가볍게 발라 주는 것이 도움이 됩니다.

Q72 아토피 피부염 어린이는 어떻게 목욕을 시킬까요?

일반적으로는 가볍게 샤워 정도로 할 것을 권하고 있습니다. 그러나 피부에 진물이 나고 딱지가 앉는 등 급성기의 증상을 보이는 경우나 세균 감염이 된 경우에는 미지근한 물을 욕조에 받아 목욕을 하는 것이 좋으며, 이때에도 너무 뜨거운 물은 피부에 자극이 가해지므로 미지근한 물이 좋습니다. 미지근한 물이 담긴 욕조 속에 20분쯤 몸을 담

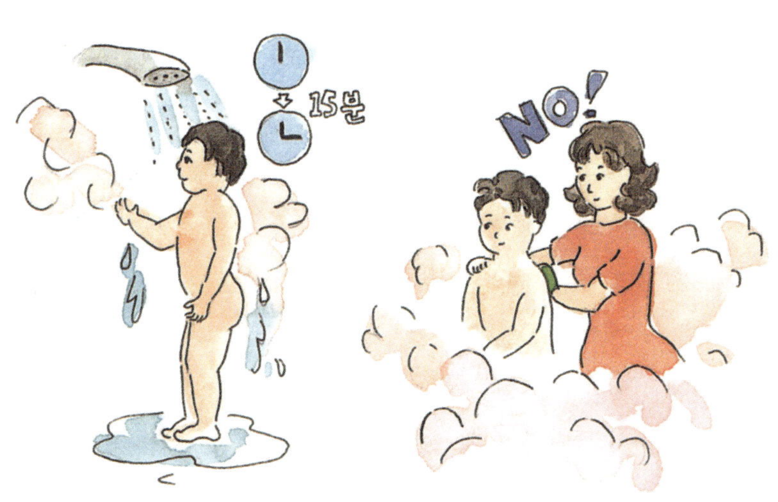

근 후 욕조에서 나와 몸에 묻은 물기를 수건으로 문지르지 말고 가볍게 찍어 내듯이 물기를 닦도록 합니다. 물기를 닦은 후에는 즉시 바셀린이나 오일 등의 연고제나 보습제를 발라서 피부의 습기를 유지하는 것이 바람직하며, 목욕 후 국소용 스테로이드 제제를 사용하면 흡수가 잘되어 더욱 효과적일 수 있습니다.

목욕을 얼마나 자주 하는 것이 좋은가에 대해서는 여러 가지 상반된 의견들이 있으나, 목욕으로 피부는 더욱 건조해지기 때문에 일반적으로 목욕을 자주 하는 것을 권하지 않습니다.

하지만 피부를 깨끗하게 관리하여야 피부 증상의 악화를 막을 수 있으며, 특히 어린이는 실내외에서 활동하면서 많은 땀을 흘려 피부가 지저분해지고 상처 나는 일이 많으므로 피부에 여러 가지의 자극이 많고 이로 인해 가려움증이나 세균 감염 등의 기회가 많아져 피부가 악화되기 쉽습니다. 그러므로 매일 목욕을 할 수밖에 없게 되는데, 일반적으로는 가볍게 샤워 정도로 하는 것을 권하고 있습니다. 목욕을 함으로써 피부의 수분을 함유하고 있는 피부층을 파괴하여 피부가 더욱 건조해질 수 있으므로 주의하여야 합니다.

목욕을 하더라도 피부의 지방층을 유지할 수 있도록 될 수 있는 한 자극성이 강한 비누를 사용하지 말아야 하며, 목욕 후 수분 이내에 피부 윤활제나 보습제를 발라 피부의 습도를 최대한으로 유지하는 것이 중요합니다. 특히 목욕 시 깨끗이 하기 위해 비누를 전신에 사용하는 것은 피부의 지방층을 유지할 수 없어 좋지 않으며, 머리·겨드랑이·사타구니 등 반드시 필요한 부위에만 국소적으로 약한 비누를 사용해야 하고, 또한 몸이 가렵다고 때밀이 수건을 이용하여 피부를 자극하는 것은 절대로 하

 어린이 알레르기를 이겨내는 101가지 지혜

지 않아야 합니다. 처방에 따라 특수 피부 클렌저로 상품화된 것을 사용할 수도 있습니다.

결론적으로 필요에 따라 적절한 목욕을 할 수 있으나 가능하면 자주 하지 않는 것이 피부 병변의 관리에 도움이 되며, 목욕을 하더라도 목욕 후 피부 관리에 각별히 관심을 가져야 할 것입니다.

Q73 아토피 피부염 어린이의 실내 온도 및 습도는 어느 정도가 적당한가요?

아토피 피부염을 악화시키는 요인에는 환경적인 것이 많습니다. 너무 덥거나 건조한 환경은 피부 증상을 악화시킬 수 있지요. 그러므로 피부에 자극을 덜 주는 적절한 환경을 마련하는 것이 아토피 피부염 치료의 핵심이라고도 할 수 있습니다.

가장 적절한 환경의 온도는 섭씨 20~22℃ 정도가 좋습니다. 하루 동안 온도의 변화를 최소화하는 것이 바람직합니다. 너무 더워 땀을 많이 흘리게 하면 피부염이 악화됩니다. 또한 아토피 피부염 환자는 건조한 환경에서 증상이 매우 악화되므로 적절한 습도를 유지하는 것이 좋은데, 약 55~65%의 습도가 적절하다고 알려져 있습니다. 실내 온도나 습도는 서로 상호작용이 있으므로 실내 온도에 따라 습도를 적절히 조절하는 것이 중요합니다.

그러나 실내 온도나 습도도 중요하지만 그런 환경에서 환자의 옷이나 활동 정도 등에 따라 실제 몸에서 받아들이는 온도와 습도는 달라질 수 있으므로 이 역시 염두에 두고 조절하여야 합니다. 즉 통풍이 잘 안 되는 천으로 만들었거나 조이는 디자인의 옷은 입지 않도록 하여야 하며, 땀 흡수가 잘되는 면제품의 옷을 입히도록 합니다.

우리나라와 같이 사계절이 있는 나라는 가을과 겨울에 습도가 비교적 낮은 편이므로 특히 이 계절에 환경 내의 습도 조절에 신경을 써야 합니다. 그러나 실내의 습도를 너무 높이면 곰팡이나 집먼지진드기의 농도가 높아져 오히려 실내의 알레르기 항원(알레르기 원인물질)의 양을 증가시킬 수 있어 오히려 피부염의 원인 제공을 하게 될 수 있으므로 주의하여야 합니다.

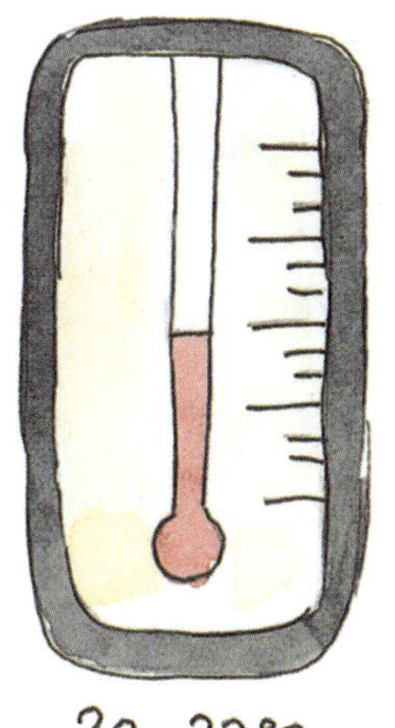

실내 온도

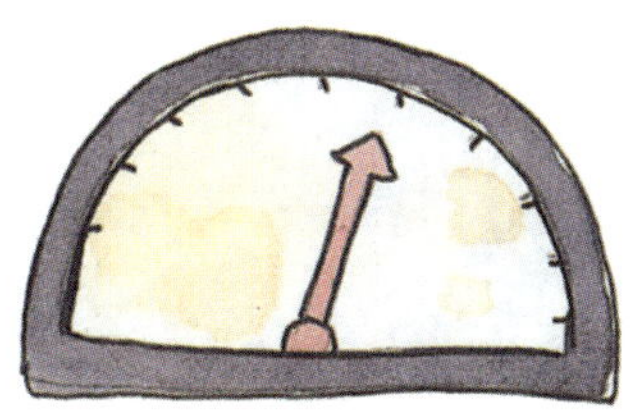

실내 습도

 땀이 나면 아토피 피부염이
악화되나요?

아토피 피부염 환자는 보통 사람들과 같거나 오히려 더 많은 양의 땀이 나는데, 환자들의 경우 피부에서 땀의 운반이 비정상적으로 이루어져 땀이 피부층에 고여 있게 되므로 심한 가려움증을 보이게 됩니다.

환자들마다 가려움증의 정도가 다르거나 건조한 피부에서 느끼는 가려움증과는 달리 '바늘로 꼭꼭 찌르는 듯한 가려움증'을 호소하기도 합니다.

따라서 아토피 피부염 어린이는 되도록 땀이 많이 나지 않는 상황을 만들어 주는 것이 좋은데, 더운 환경을 피하고 통풍이 잘되는 옷을 입으며, 화가 난다든가 흥분하는 등의 격한 감정에 휩싸이지 않도록 하고, 땀을 많이 나는 운동을 삼가는 것이 바람직합니다. 또한 오랫동안 땀이 난 채 지내면 땀이 증발하면서 피부가 더욱 건조해지고, 땀의 소금 성분이 피부를 더욱 자극하여 증상이 악화되므로 적절히 땀을 씻어 내는 것이 좋습니다. 그렇다고 땀이 날 때마다 비누를 사용하여 닦아 낸다면 피부를 더욱 건조하게 만들어 아토피 피부염이 악화되는 것이 당연하므로 비누는 최소한으로 사용하여야 하며, 물로 닦아 낸 후에는 몇 분 이내에 보습제가 포함된 로션이나 외용제를 바르는 것이 좋습니다.

　영유아의 경우는 이불이나 옷을 너무 두껍게 하여 땀이 많이 나는 경우가 있는데, 이때 충분한 잠을 자지 못하고 자꾸 보채어 다른 큰 병이 있는 것처럼 여겨지기도 합니다. 유치원생이나 초등학생의 경우는 낮에 신체 활동량이 많아 많은 땀을 흘리게 되고, 이로 인해 가려움증이 심하여 잠시도 집중을 하지 못하고 몸의 여기저기를 긁어대는 등 '산만한 아이'로 여겨지기도 합니다. 또한 가려움 자체가 스트레스가 되어 증상이 악순환을 가져오게 됩니다.

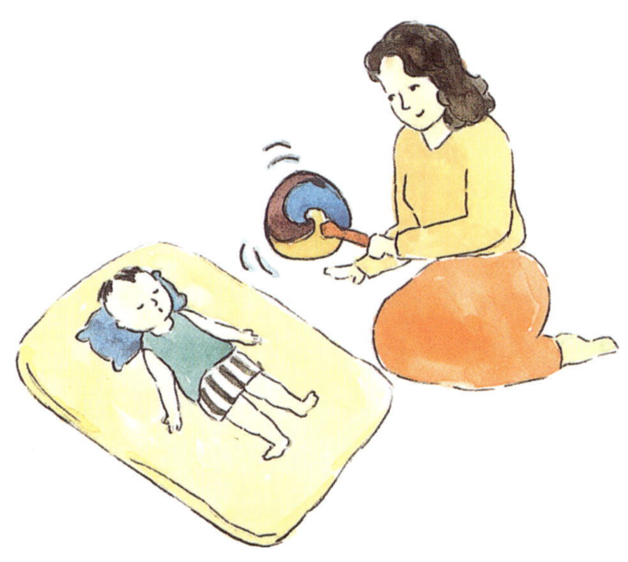

Q75 아토피 피부염에는 어떤 비누를 사용하는 것이 좋은가요?

우리가 목욕 시 사용하는 비누는 고형과 액체가 있으며, 그 만드는 방법에 따라 재래식 비누와 합성세제로 나눌 수 있습니다. 우리가 흔히 말하는 합성세제는 빨래용 세제나 식기 세척용 세제를 주로 일컫는데, 실제 합성세제라는 것은 재래의 비누의 단점을 보완하기 위하여 첨가물을 넣어 만든 비누를 일컫는 말로, 이는 재래의 비누보다 피부에 자극을 덜 주기 위하여 개발된 세제들입니다. 여기에는 몸을 닦는 비누, 머리를 감는 비누, 옷이나 이불의 때를 빼는 비누 등 용도에 따라 산도와 지방산 함유, 알카리염의 함유 등이 차이가 있습니다.

정상인의 피부는 산도가 4.5~6.5 정도로 약산성을 띠고 있으며 땀을 통하여 불순물을 배출합니다. 땀이나 피부 탈락세포, 먼지 등 피부 표면에 묻어 있는 물질들은 적절히 비누를 사용하여 닦아 내게 됩니다.

일반적으로 비누는 알칼리염을 함유하므로 알칼리성을 띠는데, 합성세제들은 비누의 산도를 될 수 있으면 중성에 가깝도록 만든 것입니다. 그러나 대부분의 비누는 여전히 알칼리성에 속하므로 사용 직후에 피부의 산도를 알칼리로 만들기 때문에 피부가 건조한 느낌을 주게 됩니다.

건강한 피부는 곧 정상의 피부 산도를 회복하므로 별문제가 없으나,

아토피 피부염 환자는 비누를 사용하면 피부의 수분과 지방이 더욱 감소하게 되고 피부 산도의 회복이 정상인에 비하여 불충분하므로 가려움증을 악화시킵니다.

이러한 단점을 보완하여 최근에는 아토피 피부염 환자나 건조한 피부를 지닌 사람을 위한 매우 다양한 종류의 합성세제(피부 클렌저) 및 피부 윤활제가 개발되어 시판되고 있습니다. 즉 이러한 환자들에게 권장되는 세제들은 피부 산도를 중성화하고, 피부의 물과 기름을 보유할 수 있는 성분을 첨가하고, 피부에 자극이 적은 비누 원료를 사용하고, 물을 사용하지 않고도 피부의 노폐물을 제거할 수 있도록 만들거나, 피부 세균의 증식을 억제하는 물질을 첨가하는 등의 노력을 하여 만든 차세대 세제들로 도브나 뉴트로지나, 피부 클렌저 등이 이에 해당합니다. 따라서 아토피 피부염 환자들은 주치의와 상의하여 자신의 피부에 가장 자극이 적은 비누를 택하여 최소한으로 적절히 사용하여야 합니다.

그러나 우리가 흔히 합성세제라고 말하는 빨래용 세제나 식기 세척용 세제들은 피부 자극을 줄이는 노력을 하기는 하였으나 산도나 피부 지질을 제거하는 정도가 목욕용 세제에 비하여 강하므로, 빨래를 할 때나 그릇을 씻을 때는 고무장갑을 끼는 것이 좋습니다.

Q76 아토피 피부염 어린이에게는 어떤 옷이 좋을까요?

아토피 피부염 환자에게 적합한 옷은 통풍이 잘되고 땀의 흡수가 좋은 천을 이용하여야 하고, 표면이 부드럽고 솔기가 적으며 꼭 끼지 않는 옷이 좋습니다.

따라서 모직이나 나일론 같은 화학섬유로 만든 옷을 입으면 가려움증이 심해지고 땀 흡수가 잘 안 되므로 면으로 만든 옷이 가장 권할 만합니다. 특히 화학섬유로 만든 옷은 속옷으로는 적당하지 않으며, 겉옷으로 입을 때에도 그 결이 부드러워야 합니다. 거칠거칠한 표면을 지닌 천으로 만든 옷이나 털이 있는 옷 등은 피부 자극을 증가시키며, 솔기가 많거나 레이스가 달린 옷도 좋지 않습니다.

옷의 모양도 겨드랑이나 목이 꼭 조이는 것을 피하는 것이 좋으며, 몸에 꼭 끼는 옷은 땀을 증가시키고 통풍이 안 되므로 증상을 악화시킬 수 있습니다.

또한 먼지가 많은 장소에 오래 보관되었던 옷이나 세제가 충분히 제거되지 않는 옷, 유기용매나 염색제가 묻어 있는 옷 등은 피부에 직접적으로 자극을 주기 때문에 가려움증이나 피부 증상을 악화시킵니다. 새로 산 옷은 처음 입기 전에 먼저 깨끗이 빨아 입도록 하며, 직물 연화제 등을 사용하여 부드럽게 하여 입히도록 합니다.

평상복뿐 아니라 속옷이나 잠옷은 더욱 신경을 써야 하며, 외국에서는 아토피 피부염 환자를 위하여 개발된 특수 이중 잠옷을 주문·제작하기도 합니다. 즉 피부와 닿는 안쪽 부분은 보습을 위하여 습기를 잘 흡수하도록 되어 있고, 겉은 공기는 잘 통하면서 방수 처리가 된 잠옷이 있습니다.

영유아기 이후의 아토피 피부염 환자는 집먼지진드기에 대한 알레르기가 있는 경우가 많은데, 이런 환자의 속옷과 겉옷은 진드기 살충 효과가 있는 행굼세제를 이용하여 빨면 증상의 완화에 도움을 주기도 합니다.

어느 중학교 1학년 남학생의 이야기입니다만, 중학교 입학할 때에는 허벅지나 장딴지 같은 부위에 아토피 피부염이 없었습니다. 그러나 중학생

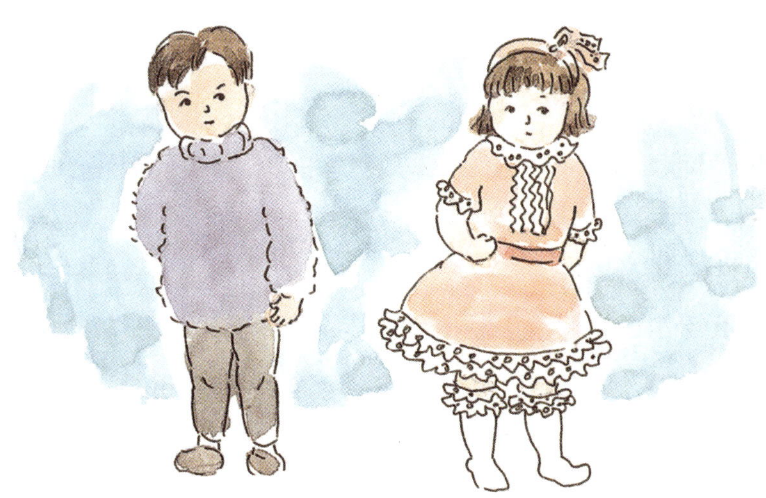

피해야 할 옷 : 털옷, 솔기가 많거나 레이스가 달린 옷 등

이 되어 합성섬유로 된 교복을 입기 시작하면서 앉을 때 의자에 닿는 엉덩이 부분과 허벅지가 가려워지고 피부염이 생기기 시작하였습니다. 그러다가 여름방학이 되어 교복을 입지 않는 동안은 증세가 상당히 호전되었다고 합니다.

이렇듯 옷의 소재에 따라 아토피 피부염이 나빠지고 좋아지는 것을 보면 옷 소재의 선택이 얼마나 중요한가를 알 수 있을 것입니다.

그 외에도 아직 걷지 못하는 어린이의 경우에는 아이를 자주 업거나 안아 주는 어머니의 의류에도 신경을 써야 합니다. 어머니가 모직 스웨터를 입는다거나 합성섬유로 된 옷을 입을 경우, 아이가 어머니의 옷에 얼굴을 비비거나 자주 스치게 되면서 아토피 피부염이 악화되기 때문입니다.

Q77 아토피 피부염 어린이가 수영장에 가거나 해수욕을 해도 되나요?

수영 자체는 아토피 피부염 환자에게 별로 문제가 되지 않습니다. 그러나 수영장의 물은 대부분 염소나 붕소로 처리되기 때문에 수영을 끝낸 직후 반드시 몸을 깨끗이 씻는 것이 중요합니다. 만약 수영을 하다가 긴 휴식을 취하는 경우에는 그때그때 샤워를 하고, 피부가 건조하지 않도록 보습제를 바르는 것이 바람직합니다. 수영을 마친 후에도 집에서와 같이 피부를 자극하지 않는 목욕법으로 하여야 합니다.

어떤 환자는 해수욕을 하고 난 후 증상의 호전을 경험하는 경우가 있는데, 이는 환자 개개인의 특성에 따라 적절한 자외선을 쪼이면 피부 병변이 좋아지는 경우도 있습니다. 그러나 해수욕을 할 때는 그때그때 적당한 온도의 물로 몸을 씻기 어려운 경우가 많아 피부 위생을 악화시켜 더욱 자극이 될 수도 있고, 태양 광선에 의하여 또한 해변에서 노는 과정에서 땀을 많이 흘리게 되어 오히려 증상이 악화되는 환자도 있습니다. 따라서 수영장에 가거나 해수욕을 하는 것이 좋다 나쁘다 단정 짓기는 어려우며 치료 과정에 따라 전문가가 적당히 허락하거나 제한할 수 있습니다.

알레르기를 전공하는 소아과 의사들이라면 "다니던 병원에서 예방주사를 놓아 주지 않아서요"라며 병원에 오는 환자를 가끔 경험하게 됩니다. 이는 아마도 천식이나 아토피 피부염, 두드러기와 같은 알레르기질환을 앓는 어린이가 다른 어린이들보다 예방주사의 부작용이 심하다고 알려져 왔기 때문일 것입니다.

실제로는 알레르기 어린이의 예방접종에 의한 부작용은 특수한 경우를 제외하고는 다른 어린이와 크게 다르지 않습니다. 즉 다른 어린이와 마찬가지로 크게 걱정하지 않아도 된다는 말이지요.

일반적으로 예방접종 후에 가벼운 열이 나거나 약간 보채거나 몸에 발진이 생기는 경우가 있으나, 이런 반응들은 크게 걱정하실 필요가 없으며 다음 예방접종을 기피할 이유가 되지 않습니다.

드물게 일어나는 예방접종 후의 심각한 부작용은 환자의 특이체질이나 약제에 포함된 성분에 의한 과민반응이 대부분이며, 알레르기 반응에 의한 부작용은 그리 문제가 되는 것은 아닙니다. 그러나 몇몇 예방접종의 경우는 제조 과정에서 포함된 단백 성분, 젤라틴, 항생제, 보존제 및 기타의 불순물 등이 미량이나마 존재할 수 있어 이 성분들에 과민반응이 있는 환자는 주의를 요하게 됩니다.

 일본뇌염, 독감(인플루엔자), MMR(홍역·볼거리·풍진 혼합백신)등의 예방
주사는 제조 과정 중에 계란 흰자 성분이 함유된 조건에서 배양하여 만
들기 때문에, 특히 계란 알레르기가 있는 환자는 일본뇌염, 인플루엔자,
MMR 등의 예방접종을 하는 경우에 다른 아이들보다는 주의가 필요합니
다. 그러나 계란 알레르기가 있다고 하여 모두 이 예방접종들을 할 수 없
는 것은 아닙니다. 계란을 먹고 심한 전신성 두드러기나 호흡곤란, 쇼크
등 심한 알레르기 반응을 일으켰던 경험이 있는 환자, 알레르기 검사상
에서 매우 심한 계란 알레르기가 있는 환자에게는 특별한 주의가 필요합
니다. 필요에 따라서는 이 해당 예방 백신들을 가지고 피부 검사를 한 후
접종하기도 하며, 접종 후 적어도 30분에서 1시간 정도 병원에서 경과를
관찰한 후 집에 가는 것이 좋습니다.

 또한 아토피 피부염이 심한 환자는 결핵 예방접종인 BCG 접종 후 피
부염이 악화될 수 있으므로, 심한 아토피 피부염 어린이는 알레르기를 전
공하는 소아과 전문의와 상의하는 것이 좋습니다.

Q79 아토피 피부염은 크면 저절로 나을 수 있습니까?

아토피 피부염은 병의 특성상 좋아졌다 나빠졌다를 거듭하면서 오랜 기간 지속되는 것이 특징입니다.

아토피 피부염이 호전되는 시기는 개인마다 차이가 많아 수개월에서 수년이 걸리며 환자에 따라서는 평생 지속되기도 합니다. 생활환경 내에서의 원인물질 혹은 자극성 인자에 대한 노출 정도와 매우 밀접한 관계가 있으며, 특히 질병에 대한 꾸준한 예방적 치료가 중요하고 가려움증에 대한 조치가 적절하였는지 등과도 많은 관계가 있습니다.

영아기에 아토피 피부염을 앓는 환자는 약 3분의 2는 5세 정도가 되면 질병 때문에 일상생활에 지장을 주는 정도의 문제를 일으키거나 지속적인 치료를 요하는 정도의 증상은 좋아진다고 알려져 있습니다. 그러나 증상이 꽤 좋아졌다 하더라도 환자 대부분에게서는 매우 오랫동안 어떤 경우에는 성인이 되어서까지 적어도 한 가지 이상의 아토피 피부염 증상을 지니고 살게 되는데, 그중 가장 흔한 경우가 목욕이나 건조한 계절에 피부가 가려운 증상입니다. 또한 어린 시절에는 거의 증상이 나타나지 않았던 손바닥의 아토피 피부염이 물을 많이 만지기 시작하는 연령, 즉 주부가 된다든지 손을 자주 씻는 직업을 가지게 된다든지 하는 연령이 되면 다시 증상이 악화되는 경우가 종종 있습니다.

오랜 기간 조사한 한 연구자료에 의하면, 약 30~40%의 아토피 피부염 환자는 증상이 거의 없어지나, 소아기에 아토피 피부염이 심한 환자의 경우는 증상이 경미했던 환자에 비하여 성인이 되어도 질병을 앓을 확률이 2배 이상 높다고 알려져 있습니다. 또 다른 연구 결과에 의하면 영아기에 아토피 피부염을 앓은 환자를 20년 간 추적·관찰한 결과 상당수의 환자가 증상이 소실되었다는 보고도 있습니다.

그러나 이와 같은 자연 경과는 환자와 의사가 얼마나 꾸준히 병을 관리하였느냐에 따라 결과에 많은 차이를 보일 수 있으며, 기본적인 피부 관리 등을 얼마나 잘하고 있는가에 따라서도 차이가 날 수 있으므로 한 마디로 설명하기는 어렵습니다.

음식물 · 약물 알레르기 · 두드러기

Q80 음식물 알레르기란 어떤 병인가요?

음식물 알레르기란 음식에 대한 알레르기 반응을 말하며 정상적으로는 해롭지 않은 음식물에 우리 몸의 면역계가 과잉반응을 나타내 음식을 먹은 후 여러 증상이 나타나는 것을 말합니다.

원인음식물은 특정인에게만 과민반응을 일으키고 대부분의 사람에게는 아무 문제를 일으키지 않는 경우가 많습니다. 다시 말하자면 음식물이 잘못된 것이 아니라 그 음식물에 과민반응을 보이는 알레르기 체질이 문제인데, 이것은 어느 정도는 부모로부터 유전됩니다. 실제로 부모 중 한 사람이 알레르기가 있으면 그 자녀는 건강한 부모의 자녀보다 음식물 알레르기가 생길 가능성이 2배나 높고, 부모 모두 알레르기가 있으면 음식물 알레르기가 생길 가능성이 4배나 높아집니다. 또한 음식물 알레르기 어린이 대부분은 집먼지진드기나 꽃가루 등과 같은 알레르기 원인물질에 동시에 알레르기가 있거나 혹은 나중에 알레르기가 생길 가능성이 높습니다.

음식물에 대한 알레르기 반응은 원인음식물을 아주 소량이라도 먹고 나서 보통 몇 분에서 몇 시간 내에 나타납니다. 극도로 민감한 사람에게서는 단순히 원인음식물을 만지거나 심지어는 음식 냄새를 맡는 것

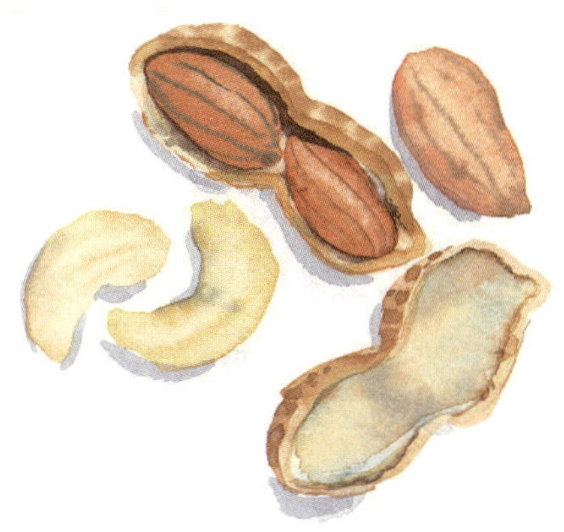

만으로도 알레르기 반응을 나타낼 수 있습니다. 음식물 알레르기와 혼동하는 질환 중에는 식중독이 있는데 이는 음식물에 포함된 세균이나 그 독소에 오염된 음식을 먹은 후 발생하며, 식중독 증상이 음식물 섭취 후 8시간 이상 지난 뒤에 나타나는 경우가 많아 음식물 알레르기보다는 증상이 늦게 나타납니다. 식중독은 음식물을 같이 먹은 사람들이 동시에 증상을 보이는 경우가 많습니다.

그러면 어떤 음식물이 흔히 알레르기를 일으킬까요? 음식물 알레르기는 아토피 체질과 관련되어 나타나고 원인은 사람마다 다릅니다. 어린이 음식물 알레르기의 원인으로는 계란과 우유가 가장 흔하며 그다음으로 땅콩, 밀(소맥), 메밀, 대두콩이나, 호두 등 같은 견과류와 생선 및 조개, 새우, 게 등 해산물과 초콜릿, 메밀가루, 사과, 복숭아 등이 있으며 이들이 음식물 알레르기의 원인 중 90% 이상을 차지합니다.

음식물 알레르기가 우리 몸에 나타나는 증상은 사람마다 다릅니다. 그 중에서 속발형 음식물 알레르기는 원인음식 섭취 후 가장 흔히 나타나며 피부 가려움, 두드러기, 습진, 피부 발적 등과 같은 피부 증상을 보입니다. 또한 구역질, 구토, 복통과 설사 등과 같은 위장 증상도 함께 볼 수 있습니다. 어떤 사람들은 '아나필락시 쇼크'라는 보다 심한 반응을 경험하기도 합니다. 아나필락시 쇼크는 매우 드물게 나타나는 치명적인 과민반응으로, 이 경우는 우리 몸의 각 기관에서 동시에 알레르기 반응이 나타나서 증상이 급격히 진행됩니다. 증상으로는 심한 가려움, 두드러기, 호흡곤란, 저혈압, 의식 소실 등이 나타날 수 있고 심하면 목숨까지 잃을 수도 있는 매우 위급한 상태입니다.

한편 지발형 음식 알레르기 증상은 음식 섭취 후 여러 시간 지나서 생기는 습진, 아토피 피부염 형태로 나타납니다.

Q81 음식물 알레르기는 어떻게 하면 알 수 있나요?

음식물 알레르기의 진단은 자세한 병력과 환자가 작성한 음식물 일기와 피부반응검사 및 혈액 내 특이항체검사 그리고 음식물유발검사 등 몇 가지 검사에 근거하여 합니다. 음식물 일기와 증상 일기에는 환자가 섭취한 모든 음식물과 그로 인한 증상과 시간을 자세히 적어 놓으면 진단에 도움이 됩니다. 식이에 의한 진단에는 의심되는 음식물을 일시적으로 중지시키는 방법(제거식이)과 의심되는 음식물을 먹여 보는 방법(유발식이)이 있습니다. 제거식이는 병력과 알레르기 피부반응검사상 원인으로 의심되는 음식물을 금식시키는 방법으로, 약 2주간 먹이지 않았을 때 만약 그 음식물이 원인일 경우에는 증상이 나타나지 않게 됩니다.

유발식이는 제거식이로 만약 증상이 명확히 좋아졌다면 원인으로 의심되는 음식물들을 하나씩 순서대로 먹여서 증상이 나타나는지를 관찰하여 원인음식물을 가려내는 방법으로, 음식물 알레르기의 진단에 가장 신빙성이 높은 검사입니다. 그러나 이러한 유발검사는 원인음식물에 아나필락시 쇼크나 심한 반응을 보인 과거력이 있는 경우에는 위험할 수도 있고 또한 섣부른 제거식으로 성장하는 어린이에게 영양실조를 초래할 수도 있기 때문에 반드시 전문 의사의 감독하에 실시하여야 합니다.

Q82 음식물 알레르기는 어떻게 치료하나요?

음식물 알레르기의 치료는 원인음식물을 장기간 금식시키는 제거식이요법과 원인음식물을 섭취한 후 나타나는 증상을 치료하는 대중요법의 두 가지로 나눌 수 있습니다.

원인음식물을 회피하는 제거식이요법은 음식물 알레르기의 치료 중 그 효과가 입증된 방법입니다. 그러나 여기에는 원인음식물을 정확히 진단한다는 전제조건이 만족되어야 하며 막연히 어떤 음식물이 원인일 것이라고 추측하여 부모가 주먹구구식으로 아이에게 어떤 음식은 먹이고 또 어떤 음식을 먹이지 않으면, 치료도 안 될 뿐더러 영양장애를 일으킬 수 있습니다. 이와 같은 이유로 제거식이는 특히 아이의 영양 결핍을 피하면서 해야 하는 것이 매우 중요합니다.

또한 제거식이를 성공적으로 하기 위해서는 보호자들이 아이가 먹는 음식물 내용물에 대한 설명서(라벨)를 꼼꼼히 살펴보는 데 익숙해져야 합니다. 만일 우유가 원인음식물이라면 우유 자체 말고도 요구르트, 아이스크림, 치즈뿐만 아니라 우유를 넣어서 만든 빵, 케이크, 과자 등을 모두 금해야 하므로 회피요법을 철저히 지킨다는 것은 생각처럼 쉽지는 않은 것입니다. 그러나 이렇게 엄격한 제한식이를 하면 음식물 알레르기가 좋아지는 데 큰 도움이 되기도 합니다.

　만약 이러한 제거식이, 즉 회피요법으로 그 효과가 기대에 미치지 못하는 경우나 우연히 원인음식물을 먹었을 때 나타날 수 있는 증상에 대한 치료로서 대증요법이 있습니다. 대증요법에 사용되는 치료약 중에서는 항히스타민제 복용약이 가장 많이 사용되며 가벼운 음식물 알레르기의 증상을 일시적으로 호전시킬 수 있습니다. 그러나 현재까지는 음식물 알레르기를 근본적으로 치료하는 약물은 없으며 면역요법도 음식물 알레르기에서는 효과가 증명되지 않았을뿐더러 어떤 경우에는 그 자체가 위험할 수도 있어서 음식물 알레르기에서는 권장되지 않습니다.

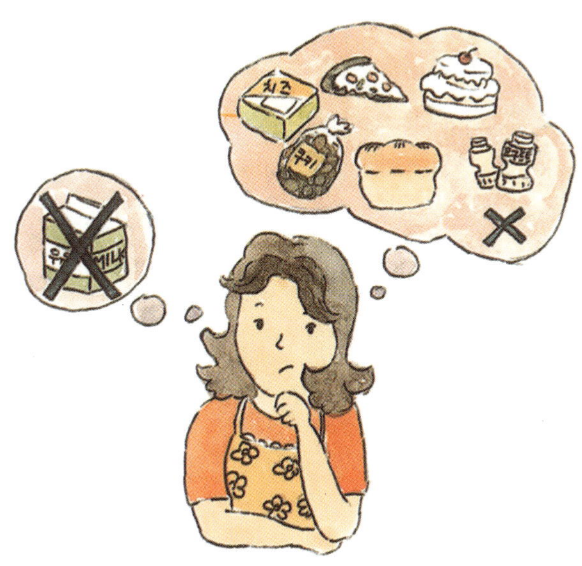

Q83 음식물 알레르기는 평생 가나요?

어린이의 음식물 알레르기는 성장함에 따라 위장과 면역 기능이 성숙되어 흔히 여러 해에 걸쳐서 좋아집니다. 한 연구에서는 우유 알레르기 어린이의 85%가 3년 내에 좋아지는 것으로 보고하였습니다. 그러나 여기에서 알아 두어야 할 것은 그냥 나이를 먹으면 좋아지는 것이 아니라 나름대로 원인음식물을 완전히 회피해야 더 일찍 완전하게 음식물 알레르기가 좋아질 가능성이 커진다는 것입니다.

음식물 알레르기가 좋아지느냐 그렇지 않느냐는 원인음식물에 대한 피부반응검사 결과나 음식물 알레르기의 심한 정도보다는 회피식이를 얼마나 잘했는지 하는 것과 원인음식물이 어떤 것이냐에 크게 좌우됩니다. 실제로 환자는 증상이 좋아졌더라도 알레르기 피부반응검사나 혈청 내 항원특이 항체검사 등은 그냥 양성으로 남아 있는 경우도 많습니다. 한편 원인음식물 중에서 땅콩이나 견과류, 생선 혹은 어패류 등에 대한 알레르기를 나타내는 환자는 음식물 알레르기가 좋아지는 경우가 드뭅니다. 또한 3세 이후에 음식물 알레르기가 나타난 때에도 자연치유의 가능성이 낮은 것으로 알려져 있습니다.

하지만 이미 나타난 음식물 알레르기가 언제 좋아지려나 하고 마냥 기다리기보다는 처음부터 음식물 알레르기가 생기지 않도록 할 수 있다면 더 바람직할 것입니다. 가족 중에 아토피가 있는 경우처럼 음식물 알레르기가 생기기 쉬운 아이는 특히 그렇습니다.

아기에게 음식물 알레르기가 생기지 않게 하려면 아기가 우유나 계란 같은 흔한 원인에 일찍부터 노출되지 않게 하여야 합니다. 우선 아이가 태어난 후 첫 4~6개월간은 되도록 모유만 수유합니다.

이 같은 아기의 회피식이는 반드시 아이의 담당 전문 의사와 상의하여 하셔야 합니다. 그렇지 않으면 효과도 없을뿐더러 엄마와 아기 모두에게서 영양 결핍을 초래할 수도 있습니다.

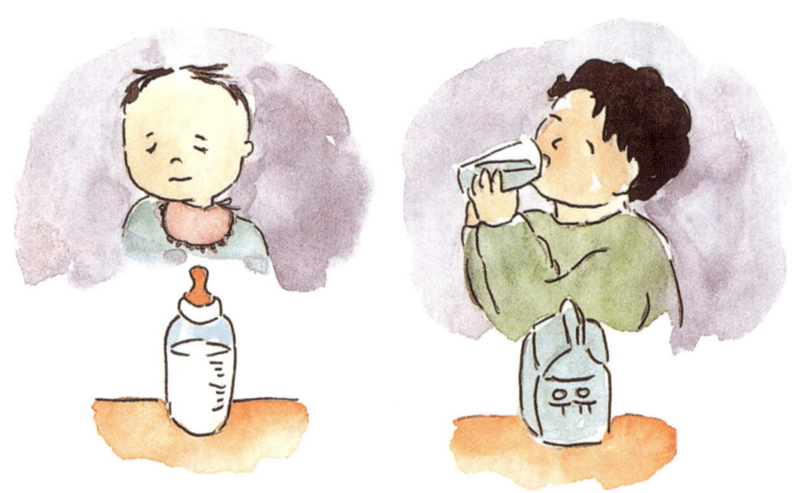

Q84 약물 알레르기란 무엇입니까?

약물 알레르기란 말 그대로 약물에 의해 알레르기 반응이 나타나는 것을 가리킵니다. 즉 약물이 몸에 들어온 후 특정인에게서 천식, 비염, 아토피 피부염, 두드러기 같은 일반적인 알레르기질환의 증상이 나타나거나 발열, 발진과 같은 증상이 나타날 수 있는 현상을 말하는 것입니다.

약물 알레르기는 약물의 부작용과는 전혀 다른 현상입니다. 가령 '약국에서 지어 온 감기약을 먹고 하루 종일 졸려서 혼이 났습니다. 다음부터 감기약을 처방받을 때 어떤 점에 주의해야 합니까?' 이 경우는 감기약에 포함된 특정 약물의 부작용 때문에 일어나는 것입니다. 즉 부작용이란 어떤 약물을 투여받을 때 누구에게나 일어날 수 있는 증상을 말하며, 이것은 약물의 양과 밀접한 관련이 있어서 많은 양을 투여받으면 그만큼 증상이 많이 생기게 됩니다(그러나 적정 용량의 범위 내에서 부작용은 큰 문제가 되지 않습니다). 이에 반해서 약물 알레르기는 특정한 사람에게만 나타나며, 약물의 양에 상관없이 극소량만으로 증상이 나타나는 특징이 있습니다.

흔히 약물 알레르기를 일으키는 약제에는 페니실린, 설파제, 아스피린,

항결핵제, 항경련제, 국소마취제, 엑스선 촬영 시 사용되는 조영제 등이 있으나, 어떠한 약물에 의해서도 모두 일어날 수 있습니다. 한편 약물 알레르기는 누구에게나 일어날 수 있으나 알레르기성 체질이 있는 사람에게서 더 잘 나타납니다. 일반적으로 약물 알레르기는 어떤 약물을 처음 투여받을 때 금방 나타나지 않고 어느 정도의 기간 후에 발생합니다. 따라서 '결핵으로 진단받고 처음으로 결핵약을 먹였는데 몇 시간 후 피부에 발진이 생겼습니다'라는 설명은 약물 알레르기에 잘 맞지 않는 이야기입니다. 도리어 '이 약을 과거에 먹었을 때는 아무런 문제가 없었지만 이번에 같은 약을 먹었는데 열이 나고 피부에 발진이 생겼습니다' 하는 경우, 그 약에 대해 약물 알레르기가 있을 가능성이 있습니다.

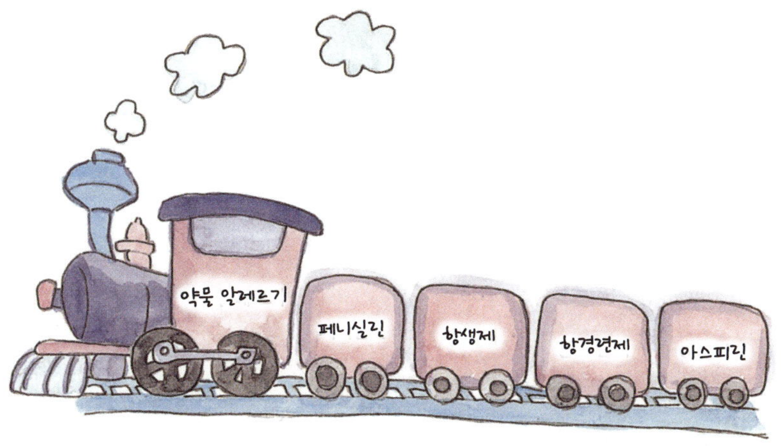

'감기약을 복용한 후 전신에 두드러기가 돋고 숨이 차고 어지러움을 느꼈습니다. 앞으로 어떻게 해야 되나요?' 이와 같은 경우에는 약물 알레르기의 원인약물이 무엇인지 확실히 알아보아야 합니다. 왜냐하면 소위

'감기약'에는 여러 성분의 약물이 들어 있으며 앞으로도 위와 같은 감기약을 먹을 기회가 많을 수 있기 때문입니다. 예를 들면 아스피린에 과민한 사람, 특히 성인에게서 아스피린 복용 후 숨가쁜 증상이나 천식 발작이 생길 수도 있습니다. 약물 알레르기의 진단은 피부반응검사, 혈액검사 등으로 도움을 받을 수도 있지만 그리 간단하지 않습니다. 진단에 가장 중요한 단서가 되는 것은 무엇보다도 자세한 병력입니다. 따라서 평소에 약을 함부로 사용하지 말아야 하며 약물 알레르기를 한 번이라도 경험한 환자라면 앞으로 투여받게 되는 약물을 꼼꼼히 챙기고 증상이 나타나는 것을 잘 관찰하고 기록해 두는 것이 중요합니다.

일단 약물 알레르기로 진단을 받으면 특정한 약제 투여를 피하는 것이 치료 방법입니다. 약물 알레르기 증상으로 두드러기·발진·발열 등이 나타나면 그리 큰 문제가 되지 않을 수도 있지만, 드물게 '아나필락시'라는 쇼크 상태가 되어 생명이 위협받게 되는 경우도 있습니다. 따라서 약물에 알레르기가 있는 환자는 병원이나 약국을 방문할 때 우선적으로 의사나 약사에게 자세히 병력을 알려야 하며 약물 알레르기가 있다는 표시를 학생기록부에 기록하거나 어린아이인 경우 목걸이에 이름표 붙이듯이 반드시 착용하게 하여 응급 시에 의료진이 쉽게 알아볼 수 있게 하는 것이 현명합니다.

Q85 두드러기는 왜 생기나요?

두드러기는 사람의 일생 중에 한 번 이상 경험하는 사람이 20~30%에 이른다고 알려져 있을 정도로 매우 흔한 피부 질환입니다. 두드러기는 피부의 모세혈관이 팽창하고 새는 성질(투과성)이 증가하여, 군데군데 피부가 부풀어 오르는 현상을 말하며 일반적으로 심한 가려움증과 동반되는 특징이 있습니다.

일반인 중에 두드러기 하면 식중독이라고 생각하는 사람이 많습니다. 그러나 식중독은 상한 음식물을 먹었을 때, 이 음식물의 오염된 세균이나 독소에 의해 나타나는 증상으로서 발열·구토·설사 등이 흔히 나타나며, 두드러기는 비교적 드문 증상입니다. 또한 흔히 알레르기 하면 두드러기를 연상하는 사람들이 많습니다. 이것은 두드러기를 경험하는 사람들이 주위에 많기 때문에 대표적인 알레르기질환으로서 쉽게 두드러기를 생각하는 것이지만, 사실 따지고 보면 알레르기가 원인이 되는 두드러기는 일부에 불과합니다. 그러면 두드러기의 원인에는 무엇이 있을까요? 한마디로 두드러기에는 일일이 열거할 수 없을 정도로 수많은 원인이 있다고 알려져 있으며, 환자 개개인에게 어떤 원인이 작용하여 두드러기가 나타나는지를 밝히는 것은 쉽지 않은 경우가 많습니다.

음식물은 우리가 일상생활에서 경험하는 두드러기의 흔한 원인 중 하나입니다. 두드러기를 잘 일으키는 음식물로는 생선, 조개류, 새우, 계란, 우유, 사과, 오렌지 등과 음식첨가물이 있으며 흔히 여러분이 알고 있는 돼지고기나 닭고기는 두드러기를 잘 일으키지 않습니다. 그뿐만 아니라 두드러기는 먹은 음식물이나 약 등이 아닌 여러 가지 물리적 자극에 의해서도 나타날 수 있습니다. 우리 주위에 어떤 물체에 긁히거나 고무줄 같은 것으로 꽉 조이는 옷을 입을 때 자극된 자리에 두드러기가 나는 사람을 흔하게 볼 수 있습니다. 어떤 사람은 심한 운동을 하거나 뜨거운 물로 목욕을 하였을 때 전신에 두드러기가 나는 경우도 있으며 찬물에 손을 담갔을 때, 또는 햇볕에 노출되었을 때 두드러기가 날 수도 있습니다.

'점심으로 새우튀김을 먹었는데 전신에 두드러기가 났습니다. 새우가 두드러기의 원인입니까?' 이 경우 새우가 원인이 되었을 가능성이 있으나 단정하여 말할 수는 없습니다. 왜냐하면 새우튀김 속에는 새우 외에 방부제·향료·색소와 같은 식품첨가물, 밀가루와 식용유 등 여러 물질이 포함되어 있는데, 이들이 모두 두드러기를 일으킬 수 있기 때문입니다. 여기에서 원인을 밝히는 데에는 과거력이 중요합니다. 어떤 물질이 두드러기의 원인이라면 그 물질을 섭취할 때마다 두드러기가 발생됩니다. 만일 과거에 순수한 새우를 삶아 먹은 후에 두드러기가 났다면 새우가 원인일 것입니다. 새우튀김을 먹은 후에는 두드러기가 났지만 새우를 삶아 먹은 후에는 증상이 없었다면 새우튀김 속에 들어 있는 다른 성분이 원인일 것입니다. 음식물에 의한 두드러기의 특징은 증상이 음식물을 먹은 후 빠르게는 몇 분 후, 늦어도 1시간 이내에 나타난다는 것입니다. 따라서 어떤 음식물을 먹은 후 수 시간이 지나 두드러기가 났다면 그 음식물이 두드

러기의 원인이 아닐 가능성이
많습니다.

'여태까지 운동하고 나서는
이런 경험이 없었는데 지난번
에는 운동 후에 심한 두드러
기가 나타났습니다. 저에게 운
동이 두드러기의 원인이 됩니
까?' 이런 경우 단정적으로 말
하기는 어렵지만 운동 전에 먹
은 음식물이 운동에 의한 두

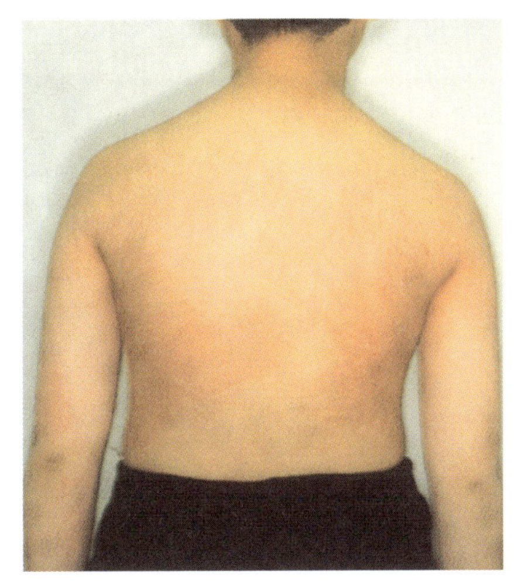

드러기의 부수적인 원인으로 작용했을 가능성이 많습니다. 왜냐하면 특
정한 음식물이나 운동 같은 물리적 자극이 단독으로는 두드러기를 나타
내지 않으나, 두 가지 원인이 한꺼번에 있으면 두드러기를 나타내는 경우
도 있기 때문입니다.

두드러기의 원인 중에는 본인이 경험한 바에 따라서 원인이 확연히 판
명되는 경우도 있지만, 위에 예시되어 있는 바와 같이 원인을 찾기가 쉽지
않은 경우도 많습니다. 따라서 두드러기를 경험한 환자는 두드러기가 나
기 전 상황을 면밀히 검토하여 의심되는 원인을 단서로 제시하여 전문의
와 상담을 통해 원인을 찾도록 해야 할 것입니다.

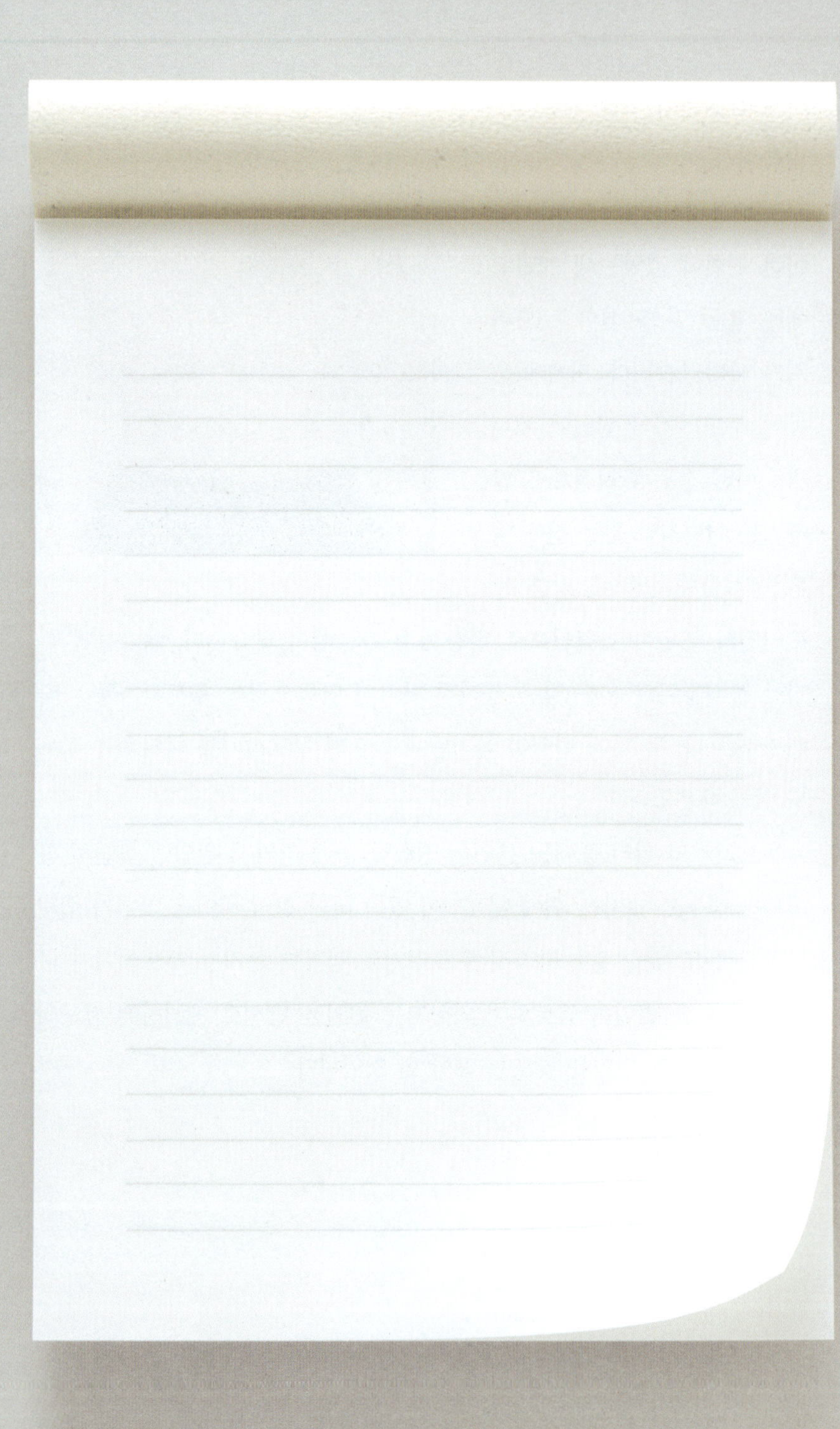

엄마가 꼭 알아야 할 의학상식

Q86 '면역 증강제'란 무엇인가요?

우리의 몸에는 외부로부터 침입해 생명을 위협하는, 많은 종류의 눈에 보이지 않는 침입자로부터 생명을 지켜 주는 면역계라 불리는 군대와 같은 기구가 있습니다.

아기는 어머니로부터 어느 정도의 면역력을 받고 태어나지만 출생 후 자연적으로 혹은 특정 질병에 대한 예방접종을 받음으로써 그 병을 이기는 힘 즉 그 질병에 대한 면역력을 얻게 됩니다. 이처럼 아기가 성장하면서 정상적으로 자신의 몸에서 면역력을 만들어 내고 면역력이 튼튼한 것이 가장 바람직하지만, 면역계가 약한 사람은 당연히 자주 질병에 감염되어 고생하게 되지요. 면역 증강제란 이런 허약한 면역계를 보충한다는 의도로 외부에서 즉 동물의 면역계에 관여하는 부분을 추출하여 만든 약제입니다.

유럽에서는 이런 형태의 약물이 많이 판매되고 있는데 미국에서는 별로 환영을 받지 못하고 있는 것으로 보입니다.

국내에서 시판되는 면역 증강제 중 가장 많은 것이 치모둘린이라는 약제가 있는데 송아지의 흉선을 가공해 만든 약제로, 한 가지 약제를 여러 제약회사에서 다양한 제품명으로 시판하고 있습니다. 우리 몸에서 면역계를 주관하는 곳이 골수세포라 할 수 있으며, 면역계의 훈련소라고 말할 수 있는 부분이 흉선인데 이 흉선 추출물을 먹으면 면역이 증강되리라는 가설에 바탕을 두고 만들어진 약입니다.

그 외에도 여러 종류의 면역 증강제가 시판되고 있는데 브롱코박솜, 비오스팀, 루이박 등이 있습니다. 이런 약들은 흔히 호흡기 질환을 일으키는 박테리아를 특수하게 가공하여 장기간에 걸쳐 투약함으로써 치료를 기대하는 약제입니다.

또 면역 증강제는 아니지만 어떤 특정 세포에 작용하여 알레르기질환을 예방하는 약제도 있습니다. 원래 이런 약물은 항히스타민제제들로서 일반적으로 항알레르기제제라고 불리는데, 환자들의 이해를 돕기 위해 면역 증강제의 범주에 넣어 설명하기도 합니다. 이런 약물로 흔히 알려진 것이 자디텐, 리자벤, 지르텍, 아젭틴, 클라리틴, 알레그라 등입니다. 이런 약들은 천식 염증을 다소 완화시켜 천식 발작을 줄이는 데 도움이 됩니다.

호흡기 질환 치료에 적절한 온도와 습도를 유지해 주는 것은 중요한 일이지만, 가습기를 사용한다고 모든 게 해결되는 것은 아닙니다. 가습기의 물이 오염되어 호흡기 질환을 악화시키거나 유발할 수도 있습니다. 요즘에는 가습기의 기능이 다양해져서 분무되는 물방울도 작아지고, 항균 필터를 장착한 것도 있으며, 물을 끓여서 가습하게 하는 제품도 나오고 있습니다.

가습기에 사용하는 물은 항상 끓였다 식힌 물을 사용해야 하고, 물통은 하루에 한 번은 깨끗하게 청소하고 햇볕에 말려서 곰팡이의 번식을 막아야 합니다. 완전히 멸균 소독이 되는 것은 아니지만, 가능한 한 청결을 유지하기 위해서 노력해야 합니다.

또 가습기를 사용할 때 환자의 머리맡에 놓고 환자에게만 물방울이 쏠리도록 해놓는 것을 많이 보는데, 이렇게 하면 물방울이 환자에게 직접 떨어져서 얼굴과 옷이 축축해져 체온 조절이 힘들어집니다. 가습기를 사용하는 이유는 실내의 습도를 높이기 위함이지 물방울을 직접 기관지 속으로 집어넣기 위함이 아닙니다.

가습기는 물을 끓여서 수증기를 분무하는 가열형이 있고, 물을 잘게 부수어 공중에 분산시키는 제트형과 초음파형이 있습니다. 가열형은 수증기가 분무되기 때문에 방의 온도가 높은 집에서는 상대 습도를 높여 방 안이 후덥지근해지는 단점이 있습니다. 제트형이나 초음파형은 물통이 오염될 수 있고, 차가운 물방울이 나와 방 안의 온도가 떨어지는 단점이 있습니다. 보온이 잘되는 집에서는 제트형이나 초음파형이 관리만 잘 된다면 별문제가 없으며, 보온이 잘 안 되는 집에서는 가열형을 쓰는 것이 무리가 없을 것입니다.

어떤 분들은 연무기(네뷸라이저)와 가습기를 혼동하여 가습기에도 약을 넣어 사용하려는 사람이 있지만, 이는 아주 잘못된 방법입니다. 또 반대로 가습기 대신 연무기를 사용하시려는 분도 있는데 이 또한 잘못된 방법입니다. 각각의 기구가 그 쓰이는 용도가 다르다는 것을 기억하여야 합니다.

가습기의 사용도 중요하지만 호흡기 질환이 있는 환자에게 수분을 공급하는 가장 좋은 방법은 물을 많이 마시게 하는 것입니다.

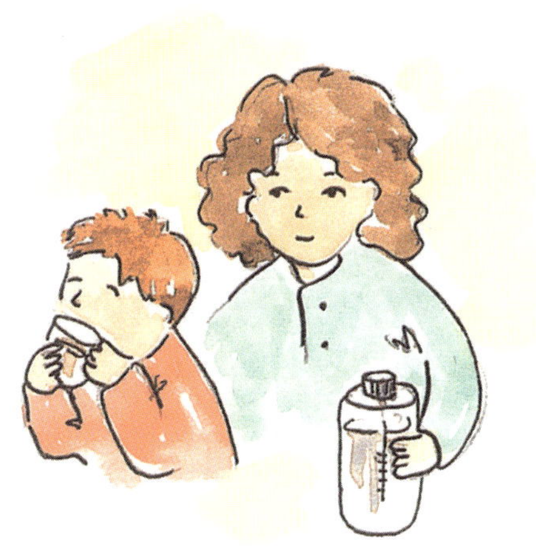

Q88 약물치료를 오래 하고 있는데 한약이나 민간요법을 같이 써도 되나요?

　　알레르기질환은 재발이 잘되고 또 만성적인 병이기 때문에 약물치료를 오래 할 수밖에 없습니다. 그러므로 만성질병에 사용하는 장기 투여 약제에 관해서는 양약제의 효과뿐만 아니라 장기간 사용에 따른 부작용 등이 자세히 규명되고 검증되었습니다. 그러나 일반적으로 보약이나 전통 약제들은 알칼로이드 성분을 함유하고 있어서 간에 부담을 주는 것들입니다. 우리가 흔히 말하는 양약은 대충대충 적당히 만들어진 것이 아닙니다. 대개 경험에 의해 어떤 풀을 달여 먹으면 어떤 병에 효과가 있다는 것에 기초를 두어 과연 그 풀의 어떤 성분이 병에 치료 효과를 보일까를 분석하고, 이에 해당하는 성분을 정제하고 여러 실험을 통해 검증하면서, 부작용이 적게 나타나도록 만든 것이 양약입니다.

　　이러한 정제된 화학물질과 한약시장 한 귀퉁이에서 파는 이름도 생소한 풀을 사다가 팔팔 끓여서 함께 먹는다는 것이 여러분 생각에도 좀 문제가 있다고 생각되지는 않는지요? 또 민간요법도 전통적으로 전해져 오는 방법이기는 하지만 이에 대한 정확한 실험 결과가 증명된 것은 아닙니다. 우리는 양약과 효과가 명확하게 규명되지 않은 민간요법을 병용하는 사람을 보면 그 심정은 이해가 되지만, 마치 짚신 신고 마라톤에 도전하는 사람을 보는 듯한 느낌을 받습니다. 어떤 질병 때문에 장기적인 투약을 하는 사람일수록 약제와 그 방법의 효과가 불분명한 요법은 지양하는 것이 옳다고 생각합니다.

또 한약은 부작용이 없고 다만 몸에 맞지 않으면 약효가 없다고 생각하는 사람들도 있는데 이것이 바로 부작용이 아니고 무엇이겠습니까?

약물의 부작용을 최소화하기 위해서는 정제된 물질을 투여해야 하는데, 한약이나 생약은 치료에 필요한 물질 외에도 여러 물질이 섞여 있는 추출물입니다. 그러니까 양약에 비해 어떤 병을 치료하기 위해 우리가 원치 않는 물질이 많이 섞여 있을 가능성이 높습니다. 모든 약물은 자신이 가진 고유의 작용이 있고, 또 이 고유의 작용으로 일어나는 부작용이 있기 마련입니다. 우리는 배고파 밥을 먹기도 하지만, 밥을 많이 먹으면 살이 찌지요. 배고픔을 없애고 우리가 활동하는 데 필요한 에너지를 공급하는 것이 밥의 주작용이지만, 많이 먹으면 살이 쪄서 다이어트를 해야 하는 부작용을 갖고 있는 것처럼, 부작용이 없는 약은 고유의 작용도 제대로 된 게 없다고 보아야 타당하지 않겠습니까? 알레르기질환인 경우 특히 만성적 질환의 치료일수록 전문가와 상의하여 장기적인 계획하에 치료 약제를 선택하고 치료에 임하는 것이 좋습니다.

Q89 가래를 빼주는 것이 좋은가요?

우선 틀린 점부터 지적하겠습니다. 숨을 제대로 쉬지 못해 기도에 관을 꽂은 중환자를 빼놓고는 어디에서도 환자의 가래를 빼주지는 않습니다. 이비인후과에서 빼는 것은 가래가 아니고 코입니다. 가래는 기관지 아랫부분에서 생겨난 분비물이기 때문에 목구멍 깊숙이 함부로 기계를 집어넣어 뽑을 수 있는 것이 아닙니다. 호흡기 질환을 전문으로 다루는 소아과 선생님들은 수분 공급을 충분히 해주고, 심호흡을 시키고 등을 두들겨서 가래를 뱉게 하라고 말씀을 하시지요? 가래를 제거하는 방법으로 그것이 맞는 방법입니다.

그럼 코를 빼는 것이 좋은지 나쁜지에 대해 이야기하겠습니다. 코가 너무 막혀서 아이가 잠을 못 이룬다든지, 입을 벌리고 코를 골면서 잠을 자면 코를 빼는 것을 한 번 고려해 보아야 합니다. 코가 너무 막히면 식욕도 떨어지고, 입을 벌리고 숨을 쉬면 기도 점막이 말라 호흡기 질환을 악화시킬 수도 있기 때문입니다. 그러나 코를 빼는 것을 아이들은 무척 싫어합니다. 콧속에 약을 뿜고 빼내는데, 이와 같은 종류의 약을 집에서 매일 매일 쓰면 심한 부작용이 생길 수도 있습니다. 그래서 아이의 코가 너무 심하게 막히면 아이에게 수분 공급을 충분히 해주고, 휴대용 흡입기로 집에서 빼라고 권하고 있습니다. 그러나 너무 자주 코를 빼는 것은 잘못된 일이라고 생각합니다.

코를 뺄 때 코점막을 손상시킬 수 있는 우려가 있고, 코가 막힌다고 국소적으로 코 자체에만 문제가 있는 것이 아니고 코 인접 기관, 예를 들어 아데노이드, 귀 혹은 부비동, 인두 등과 연관되어 코막힘 증세가 생길 수 있어 단순히 코를 빼는 치료만으로는 코 질병에 대해 큰 효과를 기대할 수 없기 때문입니다.

Q90 부모가 아닌 사람이 아이를 병원에 데려갈 때 어떤 점을 메모해서 보내야 하나요?

우선 평소에 아이를 잘 알고 있는 사람과 함께 보내야 합니다. 그리고 아이의 증상을 메모해서 병원에 가는 것은 매우 좋은 일입니다. 엄마와 함께 올 때라도 말입니다.

열이 있으면 몇 도였는지, 하루 중 주로 언제 열이 나는지, 해열제를 사용해도 열이 지속되는지 등을 적으면 좋습니다. 또 기침을 하면 기침 소리가 어떤지(가래가 섞인 기침인지, 마른기침인지, 개 짖는 소리가 나는지 등), 기침을 얼마만큼이나 하는지(가끔 신경에 거슬리는 정도인지, 연달아서 토할 듯한 기침인지), 언제 주로 기침을 하는지(낮에 놀 때, 밤에 자는 동안, 새벽 혹은 아침에 일어날 때, 뛰고 난 후) 등을 적어서 보내 주시면 진단과 치료에 도움이 됩니다. 설사를 하는 경우도 마찬가지로 설사의 횟수를 메모하십시오. 하루에 몇 번인지, 대변의 모양이나 색깔은 어떤지, 물설사인지, 끈적한 성분인지, 피가 섞여 있었는지, 쌀뜨물 같은 색깔인지를 적어 보내시면 됩니다. 구토를 할 때도 식사와 관계가 있는 것인지, 먹기만 하면 토하는 것인지, 기침을 하다가 토하는 것인지, 토물에 피가 섞여 있는지, 색깔은 어떤지, 뿜어내는 듯한 구토인지 그냥 올리는 것인지를 구분하여 기록해 두면 진단에 큰 도움이 됩니다.

Q91 목에 멍울이 만져지는데 조직검사를 해야 하나요?

목뒤나 옆에 뭔가 동글동글한 것이 만져져서 혹시 악성이 아닌지 걱정하는 사람이 많습니다. 그러나 대개의 경우 머리에 염증이 생겼거나 상기도 감염을 자주 앓는 아이들에게 볼 수 있는 일로서 기본적인 혈액검사와 방사선검사가 필요하지만, 드물게는 조직검사를 하여 정확한 진단이 필요한 경우도 있습니다. 그래서 의사들은 대개 좀 두고 보면서 관찰을 하자고 하지요. 그러나 만지면 통증이 심하거나 열감이 있을 때, 또 여러 개가 만져지는 경우, 점점 자라는 경우, 만져지는 부위가 우툴두툴할 때, 속에 무언가 꿀렁꿀렁한 것이 들어 있는 느낌이 있을 때, 여러 개가 한꺼번에 많이 붙어 있을 때는 반드시 검사를 해보는 것이 좋습니다. 간접검사 방법으로 말초혈액검사와 방사선검사가 있으며, 가장 확실한 방법은 조직검사를 하는 것입니다. 조직검사에도 전신 마취를 하여 외과적으로 조직을 떼어 내서 검사하는 방법도 있고, 의심이 가는 부위를 정확하게 짚어서 주삿바늘로 찔러 흡입해 낸 작은 양의 세포로 진단하는 흡입침생검법은 아이들에게 비교적 쉽게 할 수 있습니다. 그러나 환자들에게 이런 검사를 시행해 보아도 실제로 악성이나 결핵성 등으로 판명되는 경우는 흔하지 않습니다.

Q92 감기 증상이 있는데 예방주사를 맞혀도 되나요?

예방접종은 어린이가 건강한 상태에서 하는 것이 가장 좋습니다. 가벼운 기침이나 감기 증상이 있을 때에는 경우에는 소아과 선생님의 진찰을 받아 이상이 없으면 접종을 해도 무방합니다. 예방접종을 받은 뒤 곧바로 가지 말고 약 20~30분 정도 경과를 본 후 가도록 하고, 그 외에도 의사의 주의 사항을 잘 듣고 이에 따라야 합니다. 그러나 요즘은 자주 신문 방송에 예방접종 부작용 사망 기사가 나기 때문에 소아과 의사들도 감기 증상이 있으면 주사를 놓으려고 하지 않는 경향이 있습니다. 예방접종으로 인한 부작용은 불가항력인 경우가 대부분인데 이런 것이 사회적으로 인정이 되고 있지 않고, 사고가 나면 1차적으로 의사 개인에게 책임이 지워지고 보호자들이 병원을 점거하고 진료를 방해하는 경우도 있어 소신껏 주사를 놓을 수 없다는 것입니다. 의사 한 사람이 많은 환자를 보아야만 병원이 유지되는 보험제도를 가지고 있는 우리나라에서는 마음 조마조마하게 접종을 하는 것보다는, 조금만 이상이 있어도 그냥 뒤로 미루는 것이 보다 안전하기 때문에 많은 선생님이 감기 기운이 있으면 나중에 접종하라고 하지만, 매우 가벼운 기침이나 감기 증상 특히 약간의 열감이 있는 경우 등이 예방접종의 금기 사항은 아닙니다.

Q93 코가 막혀 입을 벌리고 숨을 쉬는데 어떻게 해야 하나요?

　　감기가 걸려 코가 막히면 아이들은 입을 벌리고 숨을 쉬고, 잠잘 때 심하게 보채거나 식욕이 감퇴되는 것을 볼 수 있습니다. 그럼 코를 빼주어야만 하는가? 꼭 그런 것은 아닙니다.

　코는 숨 쉴 때 공기 중의 큰 입자들을 코 입구에서 걸러 내고 체온보다 차고 건조한 공기를 일정한 습도와 온도로 만들어 깨끗하고 적당한 온도, 습도의 공기가 기관지로 들어가게 하는 역할을 합니다. 그러나 입을 벌리고 호흡을 하면 이런 과정을 거치지 못한 차고 건조하고 더러운 공기가 직접 기도에 들어가 기관지 점막을 자극해 기침을 일으키거나, 기관지를 건조하게 하여 증상을 악화시킬 수 있습니다. 그러므로 호흡기 질환의 급성기에는 환자에게 수분 공급을 충분히 해주는 것이 중요합니다. 수분 공급을 해주는 방법으로 물이나 음료수의 섭취를 늘리고, 방의 습도를 높이는 방법이 있습니다. 가습기 사용 방법에 대해서는 이미 설명했지만(앞의 Q87 참고), 가습기 사용이 무조건 나쁜 것은 아닙니다. 대개의 감기약에는 코막힘을 방지하는 약(코혈관 충혈 제거제)이 들어 있지만, 항히스타민제는 코를 마르게 하고 기도를 마르게 하는 작용이 있어, 급성기에는 다량으로 사용하지 않습니다.

요즘은 어떤 소아과 선생님이 만들어 낸 아기들 코를 빼주는 기구(뺑코)가 시판되고 있습니다. 제가 보기에는 상당히 효과가 좋아 보이는데, 어떤 엄마들은 입으로 기구를 빠는 것 때문에 더러워서 싫다고 하더군요. 이것도 너무 자주 사용하는 것은 좋지 않고, 이것을 자주 쓰느라고 콧속에 자꾸 식염수를 집어넣는 것도 권장할 만한 일은 못 됩니다. 너무 자주 코가 막히면 사진을 찍어서 아데노이드가 커져 있지는 않은지 살펴보는 것도 좋은 방법입니다. 아데노이드는 보통 진찰로는 보이지 않는 코 뒷부분에 있는 편도로 이것이 너무 커져 있으면 코가 막혀 잠잘 때 코를 골고 자기도 하고, 입을 벌리고 자기도 하며, 고막과 통하는 길을 눌러서 중이염이 생길 수도 있습니다.

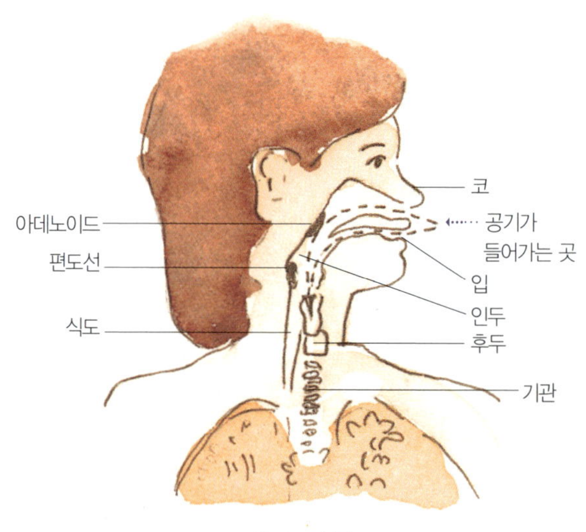

상기도의 구조

Q94 약을 먹일 때 꼭 정해진 시간을 지켜야 하나요?

가능하면 봉투에 표시된 방법을 지키는 것이 좋지만, '수면제 먹이는 시간에 맞추느라 자는 사람을 깨워 약을 먹인다'는 농담이 있는 것처럼 꼭 시간을 6시간 간격, 8시간 간격으로 맞출 필요가 없는 환자도 있습니다. 그러나 특별히 하루 한 번 언제 먹여라, 식사 후 30분에 먹여라, 빈속에 먹여라 등 특정한 것을 지정한 처방은 그것을 지키는 것이 중요합니다. 어떤 약물은 식사와 섞여 흡수가 안 되는 경우도 있기 때문입니다. 어떤 약물은 빈속에 먹이면 위장장애를 유발하기도 하지만 그리 흔하지는 않습니다. 어린이 대부분은 식후 30분 표시를 맞추기가 쉽지 않습니다. 따라서 의사 선생님의 특별한 주의가 없으면 식후 30분을 꼭 지킬 필요는 없습니다. 어떤 분들은 '선생님이 주신 그 약을 먹였더니 아이가 설사를 해요'라고 항의를 하시는데, 사실 약을 먹여 설사하는 경우보다는 아이가 앓고 있는 질병 자체가 소화장애를 일으켜 설사를 일으키는 일이 더 많습니다. 약을 먹어서 일어나는 설사는 먹자마자 그날로 일어나는 일은 없습니다. 장기간 투약할 때 일어나지요.

자는 아이까지 깨워 가면서 약을 먹일 필요는 없지만, 특정한 시간 특정한 상황에 약을 먹이라고 하는 경우에는 약물의 효과와 관계가 있기 때문에 지키는 것이 좋습니다.

　빈속에 약을 먹으면 속을 버릴까 보아 꼭 음식을 억지로 먹이고 약을 먹이는 분들도 있는데 입맛이 없어 아이가 먹지 않으려고 낑낑거리는데 음식을 억지로 먹인 후 약까지 먹이면 약을 토하게 되는 일이 많지요. 그러면 엄마는 화가 나서 아이를 쥐어박고, 아이는 울다가 좀 전에 먹은 음식물까지 토해 내는 수도 있습니다. 그럼 이때 약을 다시 먹여야 할까요, 말아야 할까요? 혹시 약을 또 먹이면 너무 많이 먹이게 되는 것이 아닐까, 중독이 되면 어쩌나 하고 걱정되기도 하지만 대개의 약물은 치료 용량과 중독량과는 엄청난 차이가 있기 때문에 다시 먹여도 별문제 없습니다. 특히 토한 후에 한동안은 다시 구토를 일으키지 않는 시기가 있으므로 토한 후 20분 이내에 다시 먹이면 약을 토하지 않게 할 수도 있습니다.

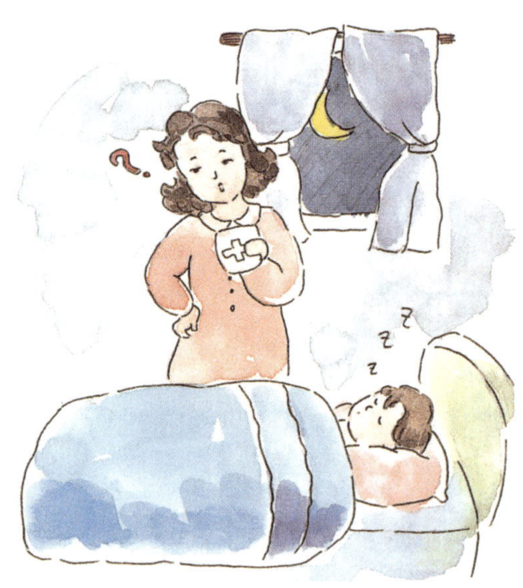

아기에게 약을 먹일 때에도 지혜가 필요합니다.

 어린이 알레르기를 이겨내는 101가지 지혜

Q95 부비동염을 치료하려면 약을 오래 먹여야 한다는데 위장장애가 오거나 간기능이 나빠지지는 않을까요?

우리가 외래에서 만나는 만성 기침 환자 중에는 부비동염(축농증)이 있는데 충분히 치료를 하지 않아서 지속적인 재발성 기침을 하는 경우를 흔히 봅니다. 원래 급성 부비동염은 적절한 항생제를 투여하면 3일 정도면 증상이 좋아집니다. 그러나 급성인 경우에 2~3주 정도, 만성인 경우에는 약 6~8주 정도 지속적으로 투약을 해야 재발이 어느 정도 방지되는데 부작용이 무서워 이를 일찍 끊어 버리면, 며칠 지나지 않아 증상이 재발하게 됩니다. 그러면 또다시 약을 먹어야 하고, 증상 좋아지면 또 끊고, 나빠지면 다시 약 먹고 이런 식으로 몇 달을 계속하는 것은 더욱더 부작용을 유발하게 하는 방법입니다. 사람이 몸에 좋다는 것만을 오래도록 먹어도 그로 인해 체중이 불어난다든지 하는 부작용이 나타나는데 어떤 질병을 치료하기 위해 약을 먹어서 부작용이 없다는 것은 말이 안 되는 이야기이지만, 그 부작용을 최소화하는 것이 현대의학의 과제이기도 합니다. 부작용을 줄이려고 증상만 없어지면 약을 끊어 버리는 것은 결코 현명한 일이 못 됩니다. 약을 먹다 말다를 반복하다 보면 부비동염을 일으키던 균에 내성이 생겨 점차 강한 약을 투약하여야 하는 경우가 생길 수 있다는 것을 기억해야 할 것입니다.

 편도선 수술을 하면
감기에 안 걸리나요?

감기 앓는 아이들을 소아과에 데려가 보면 의사는 흔히 목이 부었다고 말합니다. 여기에서 목이란 어디를 가리키는 것일까요? 목이란 편도선, 목젖 그리고 그 주위 조직을 말하는데 아무래도 붓는 주체는 '편도선'입니다. 목젖이나 그 주위 조직은 부어 보아야 붉은색을 띠는 정도에 불과하지만 편도선은 매우 크게 부을 수도 있기 때문입니다. 감기에 자주 걸린다든가 원인이 된다든가 해서 항상 말썽꾸러기 대접을 받는 것도 편도선인데, 그렇다면 이 말썽꾸러기인 편도선은 떼어 버리는 것이 좋지 않을까요? 편도선을 떼어 내면 자주 앓는 감기, 기관지천식, 중이염, 입으로 숨을 쉬는 증상, 식욕 부진 또는 체중이 늘지 않는 허약 체질 등 여러 종류의 증상들이 좋아질 것으로 여기고 수술을 원하는 부모들도 상당히 많습니다.

그러나 편도선을 떼어 내더라도 이런 증상들은 결코 좋아지지 않습니다. 또 편도선은 그리 쉽게 떼어 버릴 수 있는 조직도 아닙니다. 특별한 경우를 제외하고는 소아과 의사들은 편도선 수술을 별로 달가워하지 않습니다. 어린아이들에게 편도선은 밖으로부터 침입하는 세균들을 막아 내어 호흡기 질환이나 위장 질환이 발생하는 것을 막는 일을 하고 있기

때문입니다. 또 병에 대한 몸의 저항성을 높여 주는 '면역글로불린'이라
는 물질을 만들어 내는 일도 하고 있습니다. 다시 말해 편도선은 쓸모없
는 기관이 아니며 또 이것을 떼어 내더라도 앓고 있는 병이 좋아지지 않
기 때문에 소아과 의사들이 수술을 꺼리는 것입니다.

　그러면 어떤 때 편도선 수술이 필요한 것일까? 첫째, 편도선이 '너무 커
져서' 숨을 쉬기가 어렵거나 음식을 삼키기가 어려울 경우입니다. 이론적
으로 말하면 이런 일이 있을 수는 있겠지만 거의 볼 수 없습니다. 양쪽 편
도선이 너무나 커져서 서로 맞닿아 있을 때를 '너무 커져 있는 것'으로 보
는 견해가 있으나, 이런 환자라도 숨이 차거나 음식을 삼키지 못하는 경
우는 흔치 않습니다. 둘째 디프테리아의 만성적인 보균자가 수술의 대상
이 되기는 하지만 이 병은 우리나라에서 볼 수 없게 된 지 오래되었고, 셋
째 편도선에 암이 생겼을 경우인데 아마 이런 환자도 우리나라에서는 보
고된 일이 많지 않은 것으로 알고 있습니다. 이렇게 말하면 편도선은 수
술이 전혀 필요 없는 것처럼 들릴 수도 있는데 꼭 그런 것은 아니며, 의
사가 환자의 여러 정황을 참작해서 꼭 필요하다고 생각되면 수술을 결정
할 수는 있을 것으로 생각되지만 실제 수술이 꼭 필요한 환자는 많이 않
을 것으로 생각됩니다. 소아과 의사들은 대개 6~7세까지는 편도가 호흡
기의 방어 기능에 중요한 역할을 하고 있다고 생각하기 때문에 수술이 필
요하다고 해도 이 시기 이후에 하라고 권하고 있습니다.

Q97 어떻게 하면 이유식을 잘할 수 있을까요?

'이유식은 생후 6개월 이후부터 숟가락으로 떠서 먹여라.' 소아과 선생님들이 말하는 이유의 기본 원칙이지만 이러한 기본 원칙이 엄마의 무지와 조급함 때문에 지켜지지 않는 것이 보통입니다. 대한지역사회영양학회의 「올바른 이유식 실행을 위한 세미나」에서 발표된 논문에 의하면, 최근 이유식 사용자 300명을 대상으로 한 조사 결과 71%가 젖병에만 넣어 먹이고 있었다고 합니다.

이유란 아기에게 부족한 영양소를 보충하는 동시에 스스로 음식을 먹는 훈련을 시키는 것입니다. 즉 씹는 훈련을 시키는 것입니다. 요즘은 어떤 분유회사에서 이상한 선전을 해서 마치 씹는 훈련을 위해 엄마가 이유식을 만들어 주면 머리가 나쁜 아기가 되는 것처럼 잘못 인식시키고 있는데, 그런 선전은 아기가 자라는 동안에 해야 할 발달 단계 중 씹는 훈련 부분을 너무 우습게 생각한 데에서 비롯된 잘못입니다. 어떤 엄마는 아기의 옷을 더럽히거나 먹는 양이 적다는 점 때문에 숟가락으로 먹이기를 포기하고 시판되는 이유식에 우유를 타 젖병으로 먹입니다. 이럴 때는 아기에게 편식과 발육 부진, 앞니가 썩는 우유병 우식증 등 부작용이 나타날 수 있다는 것이 보편적인 의견입니다. 그러나 이유가 쉽지만은 않습니다.

아기가 음식을 거들떠보지 않을 때는 엄마가 맛있는 음식을 먹는 흉내를
낸다든지 아기에게 예쁜 그릇을 만져 보게 하면 효과를 볼 수 있습니다.
숟가락은 예쁘고 얕은 것이 좋습니다. 이유식은 처음에 곡분부터 시작하
는데 너무 달게 하거나 맛이 자극적이어서는 안 됩니다.

　처음에는 하루에 한 가지의 묽은 음식을 한 스푼 정도 오전에 먹인 다
음 적응하면 2～3일마다 양과 횟수를 늘려 나가야 합니다. 한 가지씩 주
면 알레르기나 거부 반응을 보이는 식품을 가려낼 수 있습니다. 한번 맛
을 들인 음식은 그 맛을 잊지 않도록 자주 먹이는 것이 좋습니다. 이렇게
해서 적어도 15～18개월이 지나면 우유병 사용을 멈추어야 합니다.

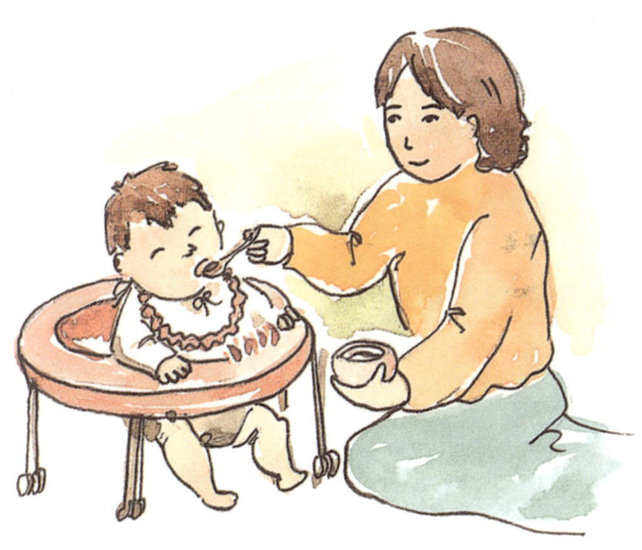

Q98 아이에게 선식을 먹여도 좋습니까?

요즘 어머니들 사이에 엄청난 열풍을 일으키고 있는 '선식'에 대해 한마디 안 할 수가 없군요. 선식? 그거 어디에서 따온 말인지는 몰라도 이름 하나는 기가 막히게 붙였다는 생각이 듭니다.

한문으로 쓰면 仙食이라고 하나요? 그건 수도하는 스님들이 우화등선(羽化登仙)을 목표로 드시는 음식이지 아기들의 영양 간식이 될 수는 없습니다. 작게는 8가지, 많게는 21가지나 되는 잡다한 곡물과 채소를 섞어 이를 아기의 주식으로 삼는 것은 상당히 위험한 일일 수 있습니다. 더구나 선식을 하면 아기의 성장이 촉진되고, 알레르기의 발생이 준다는 것은 엄청난 거짓말입니다. 인간은 원래부터 잡식성 동물이라 식물성과 동물성을 적절히 섞어서 영양을 섭취해야 균형 잡힌 성장과 발달을 이룰 수 있습니다. 단백질, 탄수화물, 지방이 골고루 섞인 음식을 섭취하여야 성장기에 발생할지도 모르는 여러 가지 장애를 예방할 수 있습니다. 예를 들어 인간이 생존하는 데 꼭 필요한 영양소 중에 리놀레산과 리놀렌산이라는 물질이 있습니다. 이 물질은 필수지방산으로 성장, 피부와 모발의 구성, 콜레스테롤의 조절 등에 꼭 필요한 물질인데, 우리의 몸 속에서 생성되지 않기 때문에 음식물로 섭취하여야만 하는 영양소입니다. 그런데 이 두 가지 필수지방산은 모유에는 풍부하게 들어 있지만 식물성 지방에는 그 함량이 천차만별이라 어머니가 마음대로 골라서 훌륭한 이유식이 될 것이라고 생각하는 음식 속에는 이것이 태부족인 경우가 있습니다.

그리고 더 중요한 문제는 선식을 만드는 각종 곡물이 어떠한 유통 과정을 거쳐서 아기들의 입에까지 들어가게 되는지가 불분명하다는 것입니다. 농약이 뿌려졌는지, 아기들의 음식으로 안전한지, 중국에서 밀수된 것인지, 허가 사항이 모호한 점이 많다는 것이지요.

그러니까 아기들의 음식은 믿을 수 있는 회사의 제품을 먹이든가, 어머니가 직접 집에서 소량씩 만들어 먹이든가 해야 문제가 안 생긴다는 점입니다.

이유식이란, 아기가 태어나서 어머니의 젖이나 분유 외에 처음으로 대하는 음식물인데, 한 가지를 몇 차례 먹여 보고 별탈 없이 잘 적응하면 한 가지씩 점차적으로 첨가해 가면서 먹여야지 잘 먹는다고, 먹이기 편리하다고 15~16종류를 한꺼번에 섞어서 먹여서야 되겠습니까? 아이들의 어린 위장관에 순차적으로 한 가지씩 검증된 필요한 영양소를 그 나이에 적절히 투여하여야 함은 다시 강조할 필요도 없습니다.

소아과학회에서 발표된 「선식을 포함한 이유식 사용의 실태와 문제점 그리고 대책」이라는 글을 인용하겠습니다. 시판 이유식은 보건복지부의 식품규격을 비교적 잘 지키고 있으나, 선식은 단순히 여러 종류의 곡분 등을 섞은 가공식품일 뿐 인증된 이유식이 아니고 처리 공정이 위생적으로 진행되고 있는지를 세심하게 검토되어야 하며, 철분·비타민A·비타민B2·비타민C 등이 모자라고, 지방 함량이 낮고 에너지 효율이 낮아 이유식으로 적절치 못하고, 5~11개월 사이의 영아에게 선식으로만 영양 보충을 하면 우리나라의 영양권장량과 비교하여 탄수화물은 과량 섭취하게 되며, 칼슘·인·철분·비타민B2 등은 영양권장량에 미치지 못해 빠른 성장을 필요로 하는 이 시기에 적당한 음식물이 되지 못한다고 하였습니다. 이런 학술적인 논문을 보아도 선식은 아이들의 이유식으로는 적당치 못하다는 이유를 알 수 있습니다.

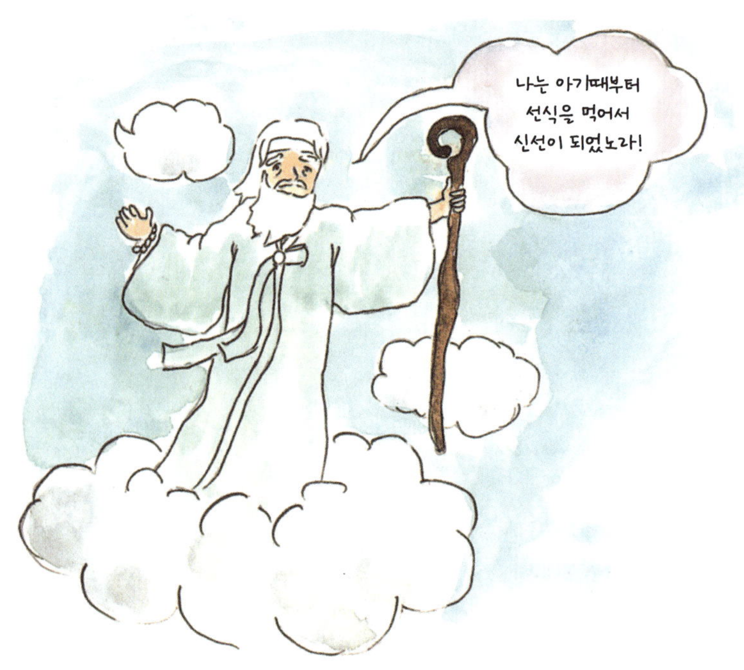

Q99 벌, 불개미, 모기 등 벌레에 물려도 알레르기 증상이 일어나나요?

벌(꿀벌, 말벌, 땅벌)에 쏘여 죽었다는 이야기를 들어 본 적이 있는지요? 인간이 하찮은 벌한테 쏘여서 죽는다는 게 믿기 어렵다는 사람도 있겠지만, 벌레에 쏘이는 것은 알레르기를 갖고 있는 사람에게는 상당히 심각한 문제입니다. 실제로 우리나라에서도 산에 꿀을 따러 갔던 사람이 벌에 쏘여 죽은 일이 보도된 적이 있습니다.

특히 과민한 사람은 쏘인 후 몇 분 내에 증상이 나타나서 온몸이 심하게 가렵고 동시에 피부가 붉어지면서 두드러기가 나타나고, 정신이 아득해지면서 숨쉬기가 답답해지고, 인후부가 부어오르면서 점차 증상이 악화되어 혼수상태에 빠지게 되는데, 만약 이런 증상이 일어난다면 이것은 생명을 위협하는 증세이고, 무엇보다도 빨리 응급처치를 받아야 하는 증상입니다. 이런 상태에서 30분 이상 처치를 받지 못하면 죽는 경우도 있습니다.

'우리 아이는 물것을 많이 탄다'는 이야기를 하시는 사람들도 있습니다. 어떤 아이는 벌레에 물려도 침을 바르는 정도로 아무 문제가 없는데, 어떤 아이는 벌레에 물리면 통통 부어오르고 심지어 곪기까지 해서 병원에 꼭 데려가야 하는 아이들도 있습니다. 물것을 많이 타는 아이들이 바로 쏘는 벌레에 대해 알레르기를 갖고 있는 경우일 수 있습니다.

등산 갔다 산 위에 올라 사과를 먹으려는데 사과에 벌이 앉은 것을 모르고 덥썩 깨물다가 벌에 쏘여 사망했다는 기사가 실린 적이 있습니다. 정말로 예기치 못한 허무한 죽음이지요. 알레르기질환을 갖고 있는 사람들은 벌레에 쏘이는 것을 주의해야 합니다.

쏘는 벌레에 알레르기를 갖고 있는 사람은 야외로 나갈 때 너무 밝은 색의 옷을 입는 것은 삼가야 하고, 향수를 뿌리거나 화장을 해서 냄새가 많이 나는 것도 좋지 않습니다. 어린아이가 무슨 향수고 화장이냐고 되물으신다면, 아이가 문제가 아니고 아이를 데리고 나가는 사람이 밝은색 옷을 입고, 화장을 해서 냄새를 풍기면 벌이 모일 가능성이 높으므로 아이가 벌에 쏘일 확률이 높아진다는 이야기지요. 또한 야외에서 아이스크림이나 사탕 등을 손에 들고 먹는 것도 벌레들이 달려드는 미끼를 제공하게 되므로 주의하여야 합니다.

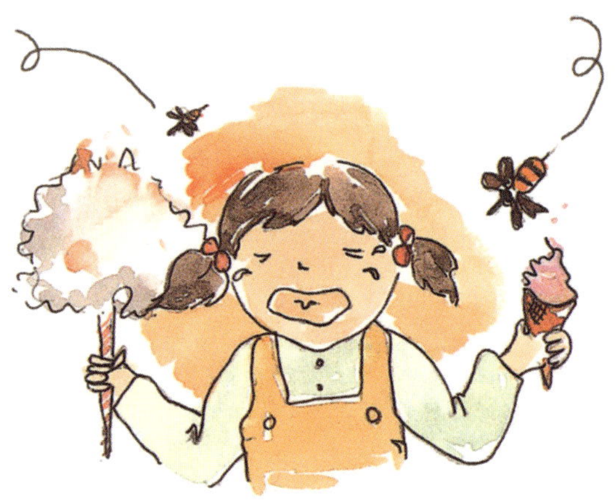

 어린이 알레르기를 이겨내는 101가지 지혜

Q100 약 먹이기가 쉽지 않은데 먹는 약보다 주사가 더 효과가 있나요?

실제 어린아이들 특히 한참 떼가 심한 연령에서는 자주 약을 먹인다는 것이 쉽지 않은 일입니다. 아기가 약 먹기 어려워하면 어느 정도 달콤하게 설탕류를 타서 먹여도 무방합니다. 약에 너무 아기가 질리게 억압적으로 먹이지 말고 2~3세 이상 연령에서는 소량의 콜라나 음료수에 타서 먹임으로써 아기도 힘들지 않고 약효에도 큰 지장 없이 약을 먹일 수 있습니다. 다만 우유를 가득 탄 분량에 약을 섞어 먹이는 것은 약효도 반감되고 우유 맛도 잃게 되어 우유 먹는 양이 줄어들 수 있습니다.

먹는 약보다 주사제가 더 효과 있다 없다고 단정해서 말할 수는 없습니다.

우리 몸에 약제를 투여하는 방법에는 입으로 투여하는 내복 약제와 혈관 혹은 근육 내로 우리 몸에 투여하는 주사제, 그리고 최근에는 약제가 직접 기관지 혹은 코점막으로 투입시키는 흡입제로 약물을 투여하는 방법과 혹은 바르는 약제로 외용 약제 등이 있습니다.

이러한 투여 방법은 질병과 약제가 잘 흡수되는 성질에 따라서, 예를 들면 호흡기 질환 중 천식이나 비염에는 분무 형식으로 혹은 스프레이식으로 직접 호흡기 점막에 흡수시키는 흡입제가 약효도 빠르고(앞의 Q31

참조) 부작용도 최소화할 수 있으나 약제 소모가 많은 단점이 있을 수 있고, 어떤 호흡기 약제는 흡입제로만 효과가 있고 먹거나 주사로는 효과가 나타나지 않을 수도 있습니다. 반면 내복약으로 먹음으로써만이 효과를 볼 수 있는 약제가 있으며 입으로 투약하는 것이 가장 투여하기가 쉬우므로 대부분 내복약 형태에 속하는 약제가 많습니다.

그러나 잦은 구토 등 투여가 어려운 경우, 보다 빠른 효과를 기대하기 위해 혈관주사나 근육주사제로 약제를 투여하는 경우가 있습니다. 예를 들면 구토나 설사로 탈수 상태에 있는 경우 혈관으로 직접 수액 공급을 해주는 것이 필수적이며, 또한 숨찬 증상이 심한 경우에도 역시 혈관주사로 약제 투여가 필요합니다.

 어린이 알레르기를 이겨내는 101가지 지혜

 아이가 열이 많이 나서
해열제를 사용한다면
어떤 주의가 필요한가요?

아이가 열이 나서(발열) 한 번쯤 고생해 보지 않은 엄마는 없을 것입니다. 사실 이런 발열은 기침, 설사와 더불어 소아과 병·의원 외래를 찾아오는 환자들의 가장 흔한 증상입니다.

열이 나면 우선 발열의 원인을 찾는, 즉 진단을 받는 것이 순서입니다. 그러나 한편으로는 고열로 환자의 고통이 심하고, 환자에 따라서는 열성경기 같은 합병증이 나타날 수 있기 때문에, 진단 후 또는 진단 전이라도 해열제를 사용해서 열을 가라앉히는 것이지요. 또는 병원에 찾아가기 전에 급하게 해열제를 쓰는 경우도 있겠지요.

그러면 해열제에 대해 생각해 봅시다. 해열제라는 약은, 물론 다른 효과도 다소 있지만, 원칙적으로 열을 떨어뜨리기 위해서 사용하는 약입니다. 따라서 해열제는 열이 있는 경우에 이를 확인하고 투약하는 것입니다. 만약 규칙적으로 해열제를 먹이거나 열을 확인하지도 않고 먹이는 것은 잘못된 것입니다.

예를 들어 열이 나서 약국이나 병원에서 감기라 추정하고 해열제가 들어 있는 3일치 감기약을 받아 왔다고 합시다. 보통 약은 하루에 세 번이건 네 번이건 규칙적으로 먹는 것입니다. 감기약도 예외는 아닙니다. 이렇게 되면 어떻습니까? 만약 감기의 경과가 좋아서 하루 만에 열이 떨어졌다면, 나머지 이틀 동안에는 쓸데없이 해열제를 먹이는 결과가 되지 않겠습니까? 이에 대해 어떤 엄마는 '약을 지어 주면서 앞으로 열이 얼마나 오랫동안 있을지 다 알고 지어 주는데 무슨 걱정입니까?'라고 반문할 수 있습니다. 그러나 병의 경과를 예측한다는 것, 특히 열이 앞으로 얼마나 있을지에 관해서 정확히 예측하기는 대단히 어렵습니다.

종합병원에 있다 보면 열이 오랫동안 있어서 발열의 원인을 찾고자 입원하는 환자가 종종 있습니다. 그런데 발열의 원인을 찾고자 할 때 열이 얼마 동안, 어떤 정도로, 어떤 양상으로 있어 왔는지가 대단히 중요합니다. 그러나 해열제가 포함된 약을 규칙적으로 먹어 왔다면, 열이 실제로 중간중간에 없었는지, 열이 있었는데 해열제를 먹음으로써 열이 없는 것 같이 보였는지 도통 알 수 없는 것입니다.

따라서 해열제는 열이 있을 때, 체온계로 이를 측정하여 기록해 놓고 어느 일정한 수준(보통 38℃) 이상일 때 먹이는 것이 바람직합니다. 이렇게 함으로써 필요 없게 해열제를 먹이는 것도 예방할 수 있고, 혹시 열이 오래갈 때 지금까지의 발열 양상을 정확히 파악하여 진단에 큰 도움을 줄 수 있기 때문입니다.

대부분의 병원에서는 열이 나서 오는 환자에게 처방약을 건넬 때 해열제를 따로 주면서 열을 재고 필요한 경우 먹이라고 말씀해 주실 것입니다. 의사 한 사람이 많은 환자를 보아야만 병원이 유지되는 보험제도를 가진 우리나라에서 혹시 이런 말씀을 빠뜨리는 의사도 있을 것입니다. 이럴 때는 '해열제가 이 약 안에 들어 있습니까?'라고 확인한 후 '해열제는 따로 주십시오. 열이 있는 경우 제가 먹이겠습니다?'라고 부탁하십시오.

혹시 '아이가 열이 있어서 어떤 병원에 갔더니 귀찮게 몇 시간마다 열을 재오라고 하는데' 또는 '몇 시간마다 약을 먹이면 열도 안 나고 편안해 할 텐데 왜 이 병원에서는 귀찮게 열을 재고 필요하다면 해열제를 먹이라는 것인지 알 수 없네요'라고 불평하는 보호자가 계십니까? 이것은 보호자가 잘못 생각하는 것입니다. 이렇게 다소 귀찮은 것을 환자나 보호자에게 요구하는 의사가 정말로 환자를 위하고 책임감 있고 소신 있는 의사임을 알아야 합니다.

"아이가 열이 좀 있어서 A병원에 갔더니 '열을 쟀습니까', '열이 어떤 정도로 언제부터 있었습니까'라고 꼬치꼬치 물어보는 데다 해열제라는 약을 따로 주면서 열 날 때만 먹이라고 해서 귀찮고 번거로웠는데, B병원에 갔더니 의사 선생이 허허 웃으시며 3일치 약을 주면서 '이 약을 시간 맞추어 먹이면 열 없이 편안히 지낼 수 있을 것입니다'라고 했습니다." 여러분은 A병원과 B병원 중 어느 병원을 선택하시겠습니까?

찾아보기

(숫자는 문항번호)

집필진

(가나다 순)

강임주(대구 강임주소아청소년과)

고영률(서울대학교 의과대학)

김광우(포항 에이비씨김광우소아과)

김규언(연세대학교 의과대학)

김성원(부산 성모병원)

김진택(가톨릭대학교 의과대학)

김창근(인제대학교 의과대학)

김현희(가톨릭대학교 의과대학)

나영호(경희대학교 의과대학)

박강서(전주 예수병원)

손근찬(전 단국대학교 의과대학)

손병관(인하대학교 의과대학)

안영민(을지대학교 을지병원)

오무영(인제대학교 의과대학)

오재원(한양대학교 의과대학)

윤혜선(한림대학교 의과대학)

이기영(전 연세대학교 의과대학)

이명익(전 단국대학교 의과대학)

이명현(전 제주대학교 의과대학)

이상일(삼성서울병원 아토피환경보건센터)

이수영(아주대학교 의과대학)

이준성(가톨릭대학교 의과대학)

이하백(한양대학교 의과대학)

이혜란(한림대학교 의과대학)

정병주(전 연세대학교 의과대학)

정우갑(전 한림대학교 의과대학)

정지태(고려대학교 의과대학)

편복양(순천향대학교 의과대학)

홍수종(울산대학교 의과대학)

편집위원

윤혜선, 고영률, 편복양, 이혜란, 정지태, 나영호, 김창근, 김현희

어린이 알레르기를 이겨내는 101가지 지혜

초판 1쇄   1999년 4월 1일
초판 12쇄   2022년 7월 1일

엮은이   대한 소아알레르기 호흡기학회
펴낸이   고화숙
펴낸곳   도서출판 소화
등록   제13-412호
주소   서울시 영등포구 버드나루로 69
전화   02)2677-5890(대표)
팩스   02)2636-6393
www.sowha.com

© 대한 소아알레르기 호흡기학회 2000

ISBN 978-89-8410-126-5

값 14,000원

잘못된 책은 구입한 곳에서 바꾸어 드립니다.